A Practical Coursebook
on Medical Sign Language Interpreting

实用医疗手语传译教程

肖晓燕　◎ 主　编
刘可研　◎ 副主编

徐　聪
　　　　◎ 审　校
周　旋

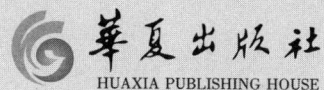
华夏出版社
HUAXIA PUBLISHING HOUSE

《实用医疗手语传译教程》编委会名单

主　　编　肖晓燕

副 主 编　刘可研

编　　写　甘丽媛　鲁　翠　李　庆

审　　校　徐　聪　周　旋

手语模特　周　旋　黄　燕　乌永胜　周　蔚
　　　　　王娇燕　张雪峰

医生模特　田　丹　张传俯　耿　婧　田　卓
　　　　　刘可研

前　言

《实用医疗手语传译教程》是一本为有一定手语基础和翻译经验的手语学习者和手语译员提供医疗领域信息和知识的实用手语翻译教材，因为医疗场合的手语传译是我国广大聋人群体的刚需，尤其对于上了年纪的聋人，这一需求显得更为迫切。

本书充分遵循翻译教学的特点和翻译教学选材的相关性原则，基于对国内手语翻译的实地调查和真实就医案例，以聋人就医最常遇到的科室为场景进行编排和加工。全书编写内容真实、实用，编者对对话的长度和难度也进行了科学合理的控制。

全书共十七章，包括一章医疗手语传译相关情况和十六章不同主题的翻译实操内容。绪论部分介绍了医疗手语传译的特点，医疗手语译员的角色和挑战，以及行业的现状和未来，为学习者掌握医疗手语传译技能提供理论性的引导。翻译实操部分每章包含了四个板块的内容。

第一板块是译前准备。这个板块的设置目的是提示学习者在每次从事具体的翻译任务前，都需要进行必要的知识更新和词汇扩展。

第二板块是实用对话传译，每章包含同一科室里的三个医患对话，医生和聋人患者针对常见病症进行问答，方便学习者熟悉因不同病症就医的对话，并可练习传译。

第三板块是参考译文。这个板块提供的参考译文虽然并不是唯一的标准译文，但能成为学习者使用教材的"得力帮手"。手语译文都是由翻译能力较强的聋人模特提供的，可以给学习者带来一定的启发和借鉴。

第四板块则是相关科室词句的拓展，包括汉语和手语的对照，帮助学习者进一步提升自己的知识和语言储备，更好地应对不同科室的医疗传译挑战。

关于本书中的对话和译文，学习者均可通过手机扫描相应的二维码看到专业制作的高清视频，这些视频有助于学习者在练习双向传译时把控自己的速度和节奏。

本书的编写和审校工作由一支理论和实践经验都非常丰富的团队完成，团队成员既有在高校从事翻译教学和理论研究工作多年的教授及其研究生，也有从事手语翻译工作、实战经验丰富的一线译员。编写人员从理论、实践两端把关，确保教材编写的科学性、专业性和实用性。审校人员和手语模特都是非常优秀的聋人手语使用者，他们确保了对话中聋人手语的地道性，以及参考译文中手语的准确性和可接受度。本书视频中的医生模特为特邀的医务工作者。

本书适合作为高校开设的医疗手语传译课程的教材使用，也非常适合有一定手语翻译基础的人自学使用。

编者

2023 年 7 月 25 日

使用说明

本书的手语转写以配套视频为范本。为保证本书手语打法的通用性和使用的便捷性，手语转写所涉及的词汇名称基本出自《国家通用手语词典》，一些专业术语参考了《生物常用词通用手语》。

配套视频的手语打法以国家通用手语为基础。由于手语存在一个打法对应多种含义的情况，学习者只需熟悉词汇对应的手语打法，无须拘泥于词汇本身的含义。有一些手语打法带有地方手语或个人习惯的痕迹，学习者可视实际情况了解和掌握。

本书涉及的生词和生词组，手语转写以手势数量为单位进行简化，[ ]中的内容为对手语打法的简单说明，方便学习者专注手语语法；在文中多次出现的生词，其手语打法说明集中列在下页，正文不再出现详细的手语打法说明。

生词转写示例

【全身】｜模特儿❶（一）｜

【等等】｜种类（一）｜

【不舒服】右手拍一下胸部，向下反复两次。

【不许】一手横立，掌心向内，向外一挥，转为掌心向外。

【维生素】一手打"V"的指式，置于身体同侧，左右晃动。

【异常】一手直立，先向肩后挥动，再侧立，向前下方移动。

【建议】｜意见｜

【患者】｜病－人｜

【第一次】｜唯一｜

【怎么办】｜办公（一）－怎么（二）（询问表情）｜

【记住】｜记忆｜

【引起】｜导致｜

【效果】｜有效②（二）｜

目　录

第一章　医疗手语传译的特点与译员的挑战 …………………………………… 001
　一、医疗手语传译简介 ………………………………………………………… 001
　二、医疗手语译员的角色 ……………………………………………………… 002
　三、医疗手语译员的挑战 ……………………………………………………… 004
　四、国内医疗手语传译的现状及未来展望 …………………………………… 005

第二章　内科（1） ………………………………………………………………… 007
　一、译前准备 …………………………………………………………………… 007
　二、实用对话传译 ……………………………………………………………… 008
　　　对话1　感冒 ……………………………………………………………… 008
　　　对话2　胃肠炎 …………………………………………………………… 009
　　　对话3　高血压 …………………………………………………………… 011
　三、参考译文 …………………………………………………………………… 012
　　　对话1　感冒 ……………………………………………………………… 012
　　　对话2　胃肠炎 …………………………………………………………… 013
　　　对话3　高血压 …………………………………………………………… 014
　四、内科常用语句双语对照（1） …………………………………………… 015

第三章　内科（2） ………………………………………………………………… 017
　一、译前准备 …………………………………………………………………… 017
　二、实用对话传译 ……………………………………………………………… 018
　　　对话1　缺铁性贫血 ……………………………………………………… 018
　　　对话2　类风湿性关节炎 ………………………………………………… 019

　　　　对话 3　糖尿病 ………………………………………………………… 021

　　三、参考译文 ……………………………………………………………… 023

　　　　对话 1　缺铁性贫血 …………………………………………………… 023

　　　　对话 2　类风湿性关节炎 ……………………………………………… 024

　　　　对话 3　糖尿病 ………………………………………………………… 025

　　四、内科常用语句双语对照（2）………………………………………… 026

第四章　内科（3）………………………………………………………………… 028

　　一、译前准备 ……………………………………………………………… 028

　　二、实用对话传译 ………………………………………………………… 029

　　　　对话 1　偏头痛 ………………………………………………………… 029

　　　　对话 2　腔隙性脑梗死 ………………………………………………… 031

　　　　对话 3　短暂性脑缺血发作 …………………………………………… 032

　　三、参考译文 ……………………………………………………………… 034

　　　　对话 1　偏头痛 ………………………………………………………… 034

　　　　对话 2　腔隙性脑梗死 ………………………………………………… 035

　　　　对话 3　短暂性脑缺血发作 …………………………………………… 036

　　四、内科常用语句双语对照（3）………………………………………… 038

第五章　外科（1）………………………………………………………………… 040

　　一、译前准备 ……………………………………………………………… 040

　　二、实用对话传译 ………………………………………………………… 041

　　　　对话 1　骨折 …………………………………………………………… 041

　　　　对话 2　甲状腺结节 …………………………………………………… 042

　　　　对话 3　胆结石 ………………………………………………………… 044

　　三、参考译文 ……………………………………………………………… 046

　　　　对话 1　骨折 …………………………………………………………… 046

　　　　对话 2　甲状腺结节 …………………………………………………… 047

　　　　对话 3　胆结石 ………………………………………………………… 048

　　四、外科常用语句双语对照（1）………………………………………… 049

第六章　外科（2）………………………………………………………………… 051

　　一、译前准备 ……………………………………………………………… 051

二、实用对话传译 ··· 052
　　对话 1　阑尾炎 ··· 052
　　对话 2　肾结石 ··· 053
　　对话 3　痔疮 ··· 055

三、参考译文 ··· 057
　　对话 1　阑尾炎 ··· 057
　　对话 2　肾结石 ··· 058
　　对话 3　痔疮 ··· 059

四、外科常用语句双语对照（2） ··· 060

第七章　妇产科 ·· 063

一、译前准备 ··· 063

二、实用对话传译 ··· 064
　　对话 1　月经不调 ··· 064
　　对话 2　流产 ··· 065
　　对话 3　宫外孕 ··· 067

三、参考译文 ··· 069
　　对话 1　月经不调 ··· 069
　　对话 2　流产 ··· 070
　　对话 3　宫外孕 ··· 071

四、妇产科常用语句双语对照 ·· 072

第八章　儿科 ··· 075

一、译前准备 ··· 075

二、实用对话传译 ··· 076
　　对话 1　小儿腹泻 ··· 076
　　对话 2　小儿肺炎 ··· 077
　　对话 3　手足口病 ··· 079

三、参考译文 ··· 081
　　对话 1　小儿腹泻 ··· 081
　　对话 2　小儿肺炎 ··· 082
　　对话 3　手足口病 ··· 083

四、儿科常用语句双语对照 ································· 084
第九章　耳鼻喉科 ··· 087
　　一、译前准备 ··· 087
　　二、实用对话传译 ····································· 088
　　　　对话 1　外耳道炎 ································· 088
　　　　对话 2　慢性鼻炎 ································· 089
　　　　对话 3　扁桃体炎 ································· 091
　　三、参考译文 ··· 092
　　　　对话 1　外耳道炎 ································· 092
　　　　对话 2　慢性鼻炎 ································· 094
　　　　对话 3　扁桃体炎 ································· 095
　　四、耳鼻喉科常用语句双语对照 ························· 096
第十章　眼科 ··· 098
　　一、译前准备 ··· 098
　　二、实用对话传译 ····································· 099
　　　　对话 1　睑腺炎 ··································· 099
　　　　对话 2　结膜炎 ··································· 101
　　　　对话 3　白内障 ··································· 102
　　三、参考译文 ··· 104
　　　　对话 1　睑腺炎 ··································· 104
　　　　对话 2　结膜炎 ··································· 105
　　　　对话 3　白内障 ··································· 107
　　四、眼科常用语句双语对照 ····························· 108
第十一章　口腔科 ··· 110
　　一、译前准备 ··· 110
　　二、实用对话传译 ····································· 111
　　　　对话 1　龋齿 ····································· 111
　　　　对话 2　口腔溃疡 ································· 112
　　　　对话 3　牙龈炎 ··································· 114
　　三、参考译文 ··· 116

    对话 1　龋齿 ··· 116
    对话 2　口腔溃疡 ··· 117
    对话 3　牙龈炎 ··· 118
  四、口腔科常用语句双语对照 ··· 119

第十二章　皮肤科 ··· 122
  一、译前准备 ·· 122
  二、实用对话传译 ··· 123
    对话 1　痤疮 ··· 123
    对话 2　足癣 ··· 125
    对话 3　湿疹 ··· 126
  三、参考译文 ·· 128
    对话 1　痤疮 ··· 128
    对话 2　足癣 ··· 130
    对话 3　湿疹 ··· 131
  四、皮肤科常用语句双语对照 ··· 132

第十三章　感染科 ··· 135
  一、译前准备 ·· 135
  二、实用对话传译 ··· 136
    对话 1　病毒性肝炎 ··· 136
    对话 2　发热伴血小板减少综合征 ································· 138
    对话 3　水痘 ··· 139
  三、参考译文 ·· 141
    对话 1　病毒性肝炎 ··· 141
    对话 2　发热伴血小板减少综合征 ································· 142
    对话 3　水痘 ··· 143
  四、感染科常用语句双语对照 ··· 144

第十四章　疼痛科 ··· 147
  一、译前准备 ·· 147
  二、实用对话传译 ··· 148
    对话 1　颈椎病 ··· 148

　　　　对话 2 痛风 …………………………………………………………… 150
　　　　对话 3 肋间神经痛 ……………………………………………………… 151
　　三、参考译文 …………………………………………………………………… 153
　　　　对话 1 颈椎病 …………………………………………………………… 153
　　　　对话 2 痛风 …………………………………………………………… 154
　　　　对话 3 肋间神经痛 ……………………………………………………… 155
　　四、疼痛科常用语句双语对照 ………………………………………………… 156

第十五章　肿瘤科 ………………………………………………………………… 159
　　一、译前准备 …………………………………………………………………… 159
　　二、实用对话传译 ……………………………………………………………… 160
　　　　对话 1 肺癌 ……………………………………………………………… 160
　　　　对话 2 胃癌 ……………………………………………………………… 161
　　　　对话 3 乳腺癌 …………………………………………………………… 163
　　三、参考译文 …………………………………………………………………… 165
　　　　对话 1 肺癌 ……………………………………………………………… 165
　　　　对话 2 胃癌 ……………………………………………………………… 166
　　　　对话 3 乳腺癌 …………………………………………………………… 167
　　四、肿瘤科常用语句双语对照 ………………………………………………… 168

第十六章　精神科 ………………………………………………………………… 171
　　一、译前准备 …………………………………………………………………… 171
　　二、实用对话传译 ……………………………………………………………… 172
　　　　对话 1 强迫症 …………………………………………………………… 172
　　　　对话 2 抑郁症 …………………………………………………………… 173
　　　　对话 3 焦虑症 …………………………………………………………… 175
　　三、参考译文 …………………………………………………………………… 177
　　　　对话 1 强迫症 …………………………………………………………… 177
　　　　对话 2 抑郁症 …………………………………………………………… 178
　　　　对话 3 焦虑症 …………………………………………………………… 179
　　四、精神科常用语句双语对照 ………………………………………………… 180

第十七章　辅助科室 ····· 183
一、译前准备 ····· 183
二、实用对话传译 ····· 184
　　对话 1　产科超声检查 ····· 184
　　对话 2　胃镜检查 ····· 185
　　对话 3　胸部 X 线检查 ····· 187
三、参考译文 ····· 189
　　对话 1　产科超声检查 ····· 189
　　对话 2　胃镜检查 ····· 190
　　对话 3　胸部 X 线检查 ····· 191
四、辅助科室常用语句双语对照 ····· 192

参考文献 ····· 194

第一章 医疗手语传译的特点与译员的挑战

一、医疗手语传译简介

根据美国医疗传译委员会（National Council on Interpreting in Health Care，NCIHC）的定义，医疗传译是"发生在所有医疗场合下的传译形式，包括医生办公室、诊所、医院、家庭健康随访、心理健康诊所和公共卫生健康知识讲座等"[①]。聋人属于少数语言群体（Barnett，1999）。医疗手语传译指的是在医疗场合下，为聋人患者与健听医护人员之间实现无障碍沟通提供的手语传译服务[②]。

医疗手语传译的发展得益于各国法律的明确规定。根据世界聋人联合会（World Federation of the Deaf，WFD）网站公布的信息[③]，截至2025年7月，已有81个国家和地区颁布了与手语相关的法律，承认了手语的地位。美国1990年颁布的《美国残疾人法案》（Americans with Disabilities Act）明确要求在公共卫生领域提供辅助手段或相关服务，帮助残障人群平等获取公共卫生资源[④]。为聋人提供手语译员支持正是这样的服务。

《中华人民共和国职业分类大典（2022年版）》中，手语翻译被划入第四大类"文化和教育服务人员"。随着我国无障碍环境建设的推进，特别是2023年9月开始实施《中华人民共和国无障碍环境建设法》，手语传译服务也在不断扩大

---

① https://www.ncihc.org/ethics-and-standards-of-practice.
② 有的国家也可能提供的是在聋人医护人员与听人患者之间的手语传译服务。
③ https://wfdeaf.org/news/the-legal-recognition-of-national-sign-languages.
④ https://www.ada.gov/archive/adastat91.htm#Anchor-51540.

到更多聋人需要的领域。而医院是聋人最需要手语传译服务的场所之一（肖晓燕等，2018）。缺乏无障碍医患沟通手段造成不少地区的聋人看病困难，有的聋人生病了不愿意就医，导致小病拖成了大病[①]。为了解决聋人看病难的问题，从2012年开始，上海、北京、厦门等城市相继出现政府购买或者志愿者承担的常态化医疗手语传译服务。然而，国内目前还非常缺乏专业的医疗手语传译的培训和指导，更缺乏有针对性的教材，因此，在实际翻译过程中，不少译员只能依靠个人的经验慢慢磨练成长。

二、医疗手语译员的角色

手语译员角色是职业道德与行为规范的重要内容，是翻译质量评估的一项重要指标（Pöchhacker，2004），对译员角色进行明确的规范是传译职业化发展的要求（邢星，2015）。美国手语译员注册中心（Registry of Interpreters for the Deaf，RID）[②]和澳洲翻译协会（Australian Institute of Interpreters and Translators，AUSIT）[③]都对译员提出职业行为规范，要求译员"以服务对象最容易理解的语言忠实地传达沟通的内容和精神""避免提供咨询、建议或个人意见"，做到"准确"（accuracy）、"不偏不倚"（impartiality），不得增加、删减或歪曲信息。

基于对国内外关于医疗译员角色文献的梳理和分析，医疗译员角色最经常提到的有四类。

解释者（clarifier）／文化中介（culture broker）：译员对医患双方的话语进行解释，对不同的文化因素进行说明，促进双方的互相理解（Kaufert & Koolage，1984；Bischoff et al.，2012；Butow et al.，2012）。

患者代理人（patient's advocate）：译员保护患者的权益，帮助患者获取更全面的信息，为患者争取公正、平等、适宜的医疗服务（Kaufert & Koolage，1984；Hsieh，2008；苏伟，2010）。

[①] https://www.jfdaily.com/news/detail?id=157066.
[②] https://rid.org/ethics/code-of-professional-conduct.
[③] https://ausit.org/code-of-ethics.

机构守门人（institutional gatekeeper）/信息守门人（informational gatekeeper）：译员会选择性地进行翻译，只保留自己认为有医疗价值的部分，将与医疗无关的话题剔除，以便节约医生的时间，尽快结束问诊（Davidson，2000; Davidson，2001；Hsieh，2007）。

共同医生（co-diagnostician）：译员会积极地参与诊断和治疗过程，给患者提建议或补充医疗信息，分担医生的角色（Hsieh，2007；Leanza，2005；苏伟，2010）。

从文献中我们可以看出，医疗传译业界和学界并没有对医疗译员应该扮演什么样的角色达成共识，他们唯一的共识是：医疗译员远远不止是隐身的"导管"（conduit）这个单一角色（Sleptsova et al.，2014）。

李叶子（2021）对长期在上海市助聋门诊提供手语传译服务的译员和医生的访谈研究发现，医疗手语译员在工作中的自我定位有六大角色：①聋人的家人和朋友；②聋人的代理人；③解释者/文化中介；④导医；⑤信息守门人；⑥共同医生。医生对于译员的多重角色定位的认同感较高。这项研究还发现，译员对自己的角色认知是动态变化的，他们既是聋人患者的家人、代理人，也会为医院方考虑（如节约医生的时间和精力，揣摩医生的意图等），这也符合Mason（2009）对译员角色定位动态变化的观点。

另外，译员角色定位会随着工作经历而变化，有的译员表示，他在开始进行医疗手语传译时只是为了完成任务，像翻译机器一样工作，但是随着时间的推移，逐渐感受到聋人对自己的需要，工作越来越认真，对聋人也越来越有耐心。国外的医疗传译研究学者指出，译员提前与患者沟通及对信息进行编辑是有危害的（Hsieh，2007），然而在国内医疗资源如此紧张的现状下，译员为了节省医生的问诊时间，保证在助聋门诊有限开放的时间内，远道而来的聋人患者能看完病，都会主动选择与患者提前沟通，对患者陈述的信息进行总结归纳，主动承担着"导医""信息守门人""共同医生"的角色。译员这样的角色目前是大部分聋人患者需要的，有些医生也是认同的。

当然，随着手语翻译职业化的推进，这样的角色定位是会发生演变，还是会继续保留而成为中国医疗手语译员的特色，有待日后进一步研究。

三、医疗手语译员的挑战

手语译员在医疗场所进行手语传译面临的特殊挑战主要包括以下几个方面。

1. 医疗知识储备及专业术语的翻译

每个医生的诊断方式、表述方式不尽相同，有的医生会用简单通俗的方式告知患者不同的治疗方案和预估能达到的治疗效果，但有的医生习惯使用专业术语，说话可能不容易懂。这对译员的相关知识储备是很大的挑战。译员还需要充分考虑患者的知识背景，尽量用患者能理解的手语表达出来。

另外，医疗翻译对准确性的要求极高，如患者服药的剂量、时间或治疗方案等细节信息，翻译时哪怕出现很小的偏差，都可能对患者的健康乃至生命造成极大的影响。

2. 紧张的医疗资源

在国内，由于门诊患者数量众多，即使在医院专门设置的助聋门诊时间段，也有不少普通患者来看病。由于门诊量的压力，医生需要在最短时间内用最快的方式知道患者的状态，有时也顾及不了自己说话的语气。这对译员的工作提出了额外的挑战。很多作为导医的译员只能提前了解聋人患者的病情，并在描述病情时尽量简洁，节约医生的时间。有时译员不得不帮助协调聋人患者和其他普通患者之间的关系，比如，即便在医院的助聋门诊时段聋人看病可以优先，但插队仍不可避免引发其他排队患者的不满；有时聋人患者的问诊时间比普通患者的时间久，也可能引发其他等候的患者不满；等等。

3. 医患关系

一般来说，由于译员会手语，聋人患者容易信任译员，而不一定信任医生。因此，在医患关系协调中译员会起到较大的作用。每个聋人患者都有自己的个体差异，比如，以往的病史不同，能接受的治疗方式也不同；在向医生叙述病情时，有的患者会将自己的情况主动积极地告知医生，但有的患者会比较抵触。在面对这样的个体差异时，译员可积极采取相应的策略，赢得患者信任，让医生与患者实现更顺畅的交流。

4. 道德困境

译员常常会在医疗翻译场合中了解到患者的病史等个人私密信息。在多数情况下，译员接收到这类信息后，会遵循医疗传译的执业准则，严格保密，但如果患者不愿向医生透露的信息具有重要的诊断意义和价值，译员就可能面临伦理规范的挑战。此类情况并不罕见，患者常有难言的苦衷，碍于家人在场，不愿在医生面前透露一些想隐瞒的病史，那么译员就可能陷入是"尊重患者隐私"还是"告知医生患者病史"这样一种矛盾中。译员如果选择尊重隐私，既可能造成医疗事故，也会在内心产生不安的情绪；如果选择告知病史，又可能会失去患者的信任。在这种情况下，译员可考虑与患者单独沟通，告知其后果，建议患者做出有利于自己健康的选择。

5. 负责情绪的心理调节

从事医疗传译工作时译员面对的是患者的病痛和负面情绪，有的时候甚至有被传染的风险。这是医疗传译场合带来的额外心理和情绪负荷。译员需要有较好的心理排解能力，也需要知道自己该如何向专业人士寻求帮助，从而化解医疗工作环境带来的工作压力，释放负面情绪，保持自己的身心健康。

四、国内医疗手语传译的现状及未来展望

在国内，目前有不少城市的医院开设了助聋门诊，助聋门诊一般为每周半天，有手语译员在现场协助医患进行沟通。比如，从 2012 年开始，上海市东方医院与上海市聋人协会合作，率先创办国内首家"无声有爱"助聋门诊，设定每周五下午 1—4 点为助聋门诊时间，现场有 2 名手语译员协助聋人就诊。助聋门诊每次能接待约 20 位聋人就医。根据上海市东方医院的统计数据，截至 2020 年

8月底，该医院已开设助聋门诊370次，服务9300人次，服务对象不仅有上海本地聋人，还有从外地前来就医的聋人，助聋门诊让长期困扰聋人的顽疾得到确诊和有效治疗。继东方医院之后，上海又有多家医院开设了每周或隔周固定一次（半天）的助聋门诊。

有的城市（如北京、厦门、杭州等）采用的是政府购买导医或者陪同服务，聋人可以通过指定的平台下单，预约手语译员陪同就医。

随着无障碍城市建设的深入推进，越来越多的医院将为聋人患者提供手语传译服务。有志成为合格的医疗手语译员的手语爱好者，可以不断加强自己在医学方面的知识，提升医学手语及汉语的双语互译能力，多了解聋人患者的特点，让自己能够更好地胜任手语传译工作。

第二章 内科（1）

一、译前准备

内科学是临床医学的一个专科，几乎是所有其他临床医学的基础，亦有"医学之母"之称。内科的主要科室包括呼吸内科、消化内科、心血管内科、肾内科、内分泌科、血液内科、风湿科等。每一科室的常见病及其症状各有特点，手语译员可根据聋人所述选择相应科室，或提前致电咨询，或在导医台咨询后挂号就诊。

一般来说，患者如果出现头痛发热、肠胃不适、全身酸痛乏力等症状，可以挂内科的号就诊。内科医生的问诊包括：①现病史，重点询问此次因何不适来院就诊，有无心慌、胸闷、胸痛、发热等，有无已确诊的疾病，如有，用药治疗情况及效果如何；②既往史，包括有无传染病（如肝炎、结核等）、高血压、糖尿病等；③个人史及婚姻史，包括工作性质、饮食习惯、烟酒嗜好、婚否等；④家族史，包括双亲与兄弟姐妹、子女的健康与疾病情况等；⑤月经史与生育史，女性患者须问诊月经史、生育史。

内科通过问诊和检查获取患者信息，因此，译员在接收到翻译任务后需要提前做好相关的译前准备工作，确保传译工作顺利进行。

二、实用对话传译

对话1　感冒

★情景描述

聋人小王感冒了，发热、咳嗽了2天。她约好手语译员一起到医院看病。

◎词汇与短语

请提前熟悉对话中的词汇与短语。

最近感冒

咳嗽

被传染

体温正常

身体虚，没有力气

抽空来医院

感冒早期症状

细菌性感染

病毒性感染

隔段时间就会发作

反反复复

与免疫力差有关

◎对话传译练习

请扫描二维码，根据视频内容练习为医生和聋人患者进行双向传译；也可三人一组进行角色扮演，一人为医生，一人为聋人患者，一人为译员。

📖 对话文稿

聋人：|同事|有|一些①（二）[几个]|感冒||我|咳嗽|有-少++
[有点]||他们|是不是|传染❷>[己方]（疑问表情）|

医生：您咳嗽有没有痰？流鼻涕吗？

聋人：|有|指>[喉]|黏-痰[浓痰]||但是①|鼻涕|没有②|

医生：会不会头疼？体温正常吗？

聋人：|有|头疼||体温计（一）|37.4|身体|弱[虚]|乏力|

医生：这种症状持续几天了？

聋人：|应该|2天|3天||我|周六|休息|指>[左手腕，表示时间]-
有|到|医院（一）|指>[医院]|

医生：您有点感冒的早期症状，可能是被传染了。

聋人：|我|吃药|需要|什么（询问表情）|

医生：建议您先做个血常规检查，看看是细菌性还是病毒性感染。

聋人：|原来如此（二）|好||我|以前|经常|感冒||吃药-了[吃
药后]|好转||延期❶（二）[隔一段期间]|又|反复++|一
直||怎么（二）（疑问表情）|

医生：经常感冒通常与自身免疫力差有关，建议您健康饮食、规律作息、适
当锻炼。

聋人：|谢谢||我|以后|注意②|

对话2 胃肠炎

★情景描述

聋人小李胃部不适，浑身无力。他约好手语译员一起到医院看病。

◎词汇与短语

请提前熟悉对话中的词汇与短语。

胃不舒服

刺激性食物

临期食品

火锅

烧烤

胃肠炎

胃肠镜检查

脱水

补充水分

◎对话传译练习

请扫描二维码，根据视频内容练习为医生和聋人患者进行双向传译；也可三人一组进行角色扮演，一人为医生，一人为聋人患者，一人为译员。

📖 对话文稿

聋人：|招呼||我|咨询||我|乏力||胃|不舒服|

医生：胃部怎么不舒服？胃胀还是疼痛？

聋人：|胃|好不好［有时］|绞痛||还|呕吐++||呕吐－了|乏力|

医生：您最近有没有吃不新鲜的食物或者刺激性食物，比如临期食品，或者火锅、烧烤之类的？

聋人：|过去－几天|我|朋友|和＞［饭店］|吃|火锅||麻|很①||辣|很①||吃－了|胃|不舒服|少++［有点］||感觉（二）|没有①||脑［指一下后五指张开晃动，表示没在意］|

医生：还有其他症状吗？

聋人：|拉肚子（二）++|

医生：这些症状持续多久了？

聋人：|2天|3天|

医生：估计是因为吃了刺激性食物引起的胃肠炎。

聋人：|原来如此（二）|

医生：我给您开点药，先吃药，如果效果不好，您还需要来医院做个胃肠镜检查。

聋人：|好||记住|

医生：腹泻和呕吐很可能会引起脱水，您可以多喝淡盐水补充水分。

聋人：|好||谢谢|

对话3　高血压

★情景描述

聋人老张最近总是头晕。他约好手语译员一起到医院看病。

◎词汇与短语

请提前熟悉对话中的词汇与短语。

  这段时间一直很烦躁

  头部CT检查

  怎么降血压

  饮食低盐、低脂

  降压药

  刺激性饮料

  服药期间忌烟酒

  适量运动

  不要剧烈运动

◎对话传译练习

请扫描二维码，根据视频内容练习为医生和聋人患者进行双向传译；也可三人一组进行角色扮演，一人为医生，一人为聋人患者，一人为译员。

📖 对话文稿

聋人：｜招呼｜｜我｜平时｜指＞［身体］｜拍｜好｜｜接近++［最近］｜
一直｜头－晕｜不知道①｜为什么（疑问表情）｜

医生：您血压高吗？

聋人：｜过去－几－天｜我｜去｜社区｜体－检查｜｜医生｜告诉＞［己方］｜有｜血压高｜｜我｜听｜担心｜｜这－期间［这段时间］｜我｜忧愁（二）［烦躁］｜

医生：按照您目前的症状来看，建议您先做个头部CT检查，看一下结果。

聋人：｜想｜问｜血压高｜怎样（一）｜可以｜降（询问表情）｜

医生：饮食应低盐、低脂。降压药要根据医嘱来服用。

聋人：｜吃｜指＞［吃］｜我｜能｜吃｜什么｜｜不能❷｜吃｜什么（询问表情）｜

医生：做菜要少盐，不要吃太油腻的食物，浓茶、咖啡等刺激性的饮料也不要喝。蔬菜和水果要适量吃。

聋人：｜喝－酒｜可以｜指＞［己方］（询问表情）｜

医生：服药期间忌烟酒，您一定要牢记。

聋人：｜运动｜可以（询问表情）｜｜我｜喜欢｜跑步｜｜健身｜

医生：您可以适量运动，但不要剧烈运动，否则会适得其反。

聋人：｜知道｜｜谢谢｜

三、参考译文

对话1　感冒

请扫描二维码，观看参考译文。也可提出自己的译法。

聋人：我有几个同事最近都感冒了，我也有点咳嗽。医生，我是不是被传染了呀？

医生：|您|咳嗽|痰-黏[浓痰]|有（询问表情）||鼻涕|有（询问表情）|

聋人：有痰，但没流鼻涕。

医生：|头疼|会++（询问表情）||体温计（一）|完全❷（询问表情）|

聋人：有的时候会头疼，测体温37.4℃。身体虚，没有力气。

医生：|指>[病]|症状|一直[持续]|几天|多少（询问表情）|

聋人：应该两三天了，我是周六休息才抽空来医院的。

医生：|您|早-期-症-状|感冒|少++-有++[有点]||可能②|传染>[己方]|

聋人：医生，我需要吃什么药？

医生：|建议|您|首先|做|血常规检查||看|细菌-性|还-是|病毒-性-感染❶|

聋人：好的。对了，医生，我之前也经常感冒，吃了药后会有所好转，但是隔段时间就会发作，一直这样反反复复。这是为什么呢？

医生：|经常|感冒++|指>[病]|和|全身-免疫力|不行❷[差]|关系||建议|您|喝-吃-健康||作-息-规律||锻炼-适当|

聋人：谢谢医生，我以后注意。

对话2　胃肠炎

请扫描二维码，观看参考译文。也可提出自己的译法。

聋人：医生，我想咨询一下。我没力气，胃不舒服。

医生：|胃|不舒服|哪（询问表情）||胃-胀|疼痛①||哪（询问表情）|

聋人：胃时不时会绞痛。我还吐了好几次，吐后浑身无力。

医生：|最近|搁置-长[不新鲜]|或者|刺激-食物|您|吃|有（询

问表情）||比如|日期－快－经过［临期］|食品|或者|火锅||烤串||一些②（二）|

聋人：前几天和朋友去吃火锅了，很麻、很辣。吃完胃有点不舒服，但当时我没在意。

医生：|还|另外|症状（询问表情）|

聋人：我还拉肚子。

医生：|指＞［病］|症状|几天|多少（询问表情）|

聋人：有两三天了。

医生：|估计（一）|是|吃|刺激－食物|导致|胃肠炎|

聋人：这样啊。

医生：|我|给＞［对方］|药－写［开药］||首先|吃药||如果|效果|坏［不好］||您|还|来|指＞［医院］|胃－肠镜－检查|

聋人：好的，记住了。

医生：|腹泻||呕吐|导致|水①－减少|可能②|会||您|可以|多|喝|盐－少－水［淡盐水］|增加++［补充］|

聋人：好的。谢谢医生！

对话3　高血压

请扫描二维码，观看参考译文。也可提出自己的译法。

聋人：医生，我平时身体挺好的，但最近不知道为什么总头晕。

医生：|血压高|您|有（询问表情）|

聋人：前几天我去社区健康检查的时候，医生告诉我血压高，我听了很担心，所以我这段时间一直很烦躁。

医生：|按照|您|目前|症状|看①||建议|您|首先|做|脑－CT－检查||看①++|结果|

聋人：好。我想问问血压要怎么降下来？

医生：|吃|要|低－盐||低－脂||降－压－药|指＞［药］|医嘱|跟随［根据服用］|

聋人：饮食方面，我能吃什么，不能吃什么？

医生：|炒－菜［做菜］|放|盐|少||吃|油－物［油腻食物］|多|不||茶－浓||咖啡|等等|刺激－性－饮料|喝|不||蔬菜||水果|吃|合适①|

聋人：我可以喝酒吗？

医生：|服药|期间|烟－酒|不许||您|记住|

聋人：我可以运动吗？我喜欢跑步、健身。

医生：|运动|合适①［适量］||但是①|运动|很①|不||顽固②［否则］|恶化［适得其反］|

聋人：知道了，感谢您！

四、内科常用语句双语对照（1）

请将以下诊疗时常用语句译为手语，然后扫描二维码，对照参考译文。也可提出自己的译法。

1. 先接受药物治疗，如果情况没有好转，再考虑是否手术。

|首先|用|药－物|治疗||如果|病－情况|好转|不能❷|||再|考虑|要－不－要［是否］|手术|

2. 患者在根据医生的意见接受对症治疗的同时，也要重视自身的护理，饮食适当。

|患者|接受|医生|意见|针对［对症］|治疗||同时|自－全身|要|保护||吃－喝|合适①|

3. 建议口服中成药,慢慢调养一段时间,仔细观察疗效。

|建议|吃|中－成－药||1|期间[段]|时间|慢|调理(一)[调养]|||仔细|观察＞[左手伸拇、小指]|疗－效|好不好|

4. 您患的这个病有很多诱因,需要做进一步的检查。

|您|病|影响－因素|多||您|要|深入|检查|

5. 出院以后请您注意定期复查。

|医院(一)|出[左手下]＞[外]|以后|您|注意①|定－日期|重复－检查|

6. 不舒服的时候请及时就医,以免自行服药引发不良反应。

|不舒服|立刻[及时]|去－医||自己|粗鲁[自行]|服药++|导致|全身|不符合[不良反应]|

7. 如果想要更快、更好地恢复,可以采用中西医结合的方法治疗。

|如果|恢复|好||快||可以|用|中[左]－西[右]|一起[结合]|治疗|

8. 住院治疗期间,您的饮食和护理也是很重要的。

|您|住院②|期间||吃－喝[左]|护理[右]|都|重要|

9. 给您开了一些口服药物,服药期间忌烟酒。

|给＞[对方]|您|写－药[开药]||服药|期间|烟－酒|不许|

10. 蔬菜、水果富含维生素,有的对软化血管很有好处。

|蔬菜||水果|维生素|多||优点[好处]|是|血管|软①－化|

第三章 内科（2）

一、译前准备

本章将集中关注血液科、风湿科和内分泌科的内容。

血液系统在调节人体正常生理功能中起重要作用。血液中的红细胞、白细胞、血小板、血清和凝血蛋白等是身体健康的重要卫士。这些血液成分的异常会引发贫血、发热、感染、出血和血栓栓塞等常见病症。血液严重异常可危及身体各脏器的功能，诱发血液疾病，如贫血、白细胞疾病、出血性疾病、造血系统恶性肿瘤等。患者若有贫血、发热或全身出血等症状可以前往血液科进行诊疗。

风湿科主治风湿免疫病等一系列疾病，如类风湿性关节炎、系统性红斑狼疮、骨关节炎、痛风等。风湿免疫病可诱发多脏器、多系统的病症，需要早发现，早治疗，尽量避免病情恶化。此外，大部分风湿性疾病目前还不能根治，因此，患者要与医生合作，长期坚持治疗。

内分泌科主要诊治的疾病分为内分泌疾病和代谢疾病，如糖尿病、肥胖症、骨质疏松、脂质代谢紊乱，以及甲状腺、垂体、肾上腺、性腺、甲状旁腺等器官的疾病。这些疾病临床表现复杂多变，常常波及多个系统及器官。

内科疾病通常需要进行仔细的身体检查，包括一些辅助检查，如血常规、CT、心电图、磁共振成像等。手语译员可学习相关知识，做好相应准备。

二、实用对话传译

对话1　缺铁性贫血

★情景描述

聋人小王头晕乏力,血压低。她约好手语译员一起到医院看病。

◎词汇与短语

请提前熟悉对话中的词汇与短语。

　　脸色发白

　　头晕无力

　　冒虚汗

　　监测血压

　　记忆力减退

　　月经不正常

　　缺铁性贫血

　　注意养生

　　铁元素摄取不足

　　怕腥

　　动物内脏

　　血常规检查

　　服用补铁药物

◎对话传译练习

请扫描二维码,根据视频内容练习为医生和聋人患者进行双向传译;也可三人一组进行角色扮演,一人为医生,一人为聋人患者,一人为译员。

📖 对话文稿

聋人：｜现在－拜年［今年过年］｜完了｜｜不安［感觉不舒服］｜一直｜｜脸｜白++｜｜经常｜晕｜无力｜｜汗｜

医生：您平常有规律地监测血压吗？

聋人：｜偶尔①++｜血压（二）｜｜数量［值］｜低｜

医生：您有手脚冰凉、记忆力减退、月经不正常等情况吗？

聋人：｜好［对］｜｜一些②（二）｜症状｜有［转一圈，表示都有］｜

医生：根据您描述的情况来看，我怀疑您很可能是缺铁性贫血。

聋人：｜平时｜吃－营养［养生］｜｜运动｜都｜注意②｜｜指＞［病］｜病｜突然｜怎么（二）（疑问表情）｜

医生：出现缺铁性贫血，一般是因为您从饮食中摄取的铁元素不足，可能是您蛋黄、鱼、动物内脏、绿色蔬菜等含铁丰富的食物吃得少了。

聋人：｜闻－臭［腥］｜我｜坏［顾忌］｜｜鱼｜｜动物｜内脏｜｜吃｜我｜不喜欢｜

医生：贫血的危害不小，严重贫血有致命危险。

聋人：｜严重（吃惊表情）｜｜我｜严重｜贫血（询问表情）｜

医生：您先做个血常规检查，这要根据具体的指标来判定。

聋人：｜病｜治疗｜如何（二）（询问表情）｜

医生：根据检查结果，我先给您开一些补铁的药物，您记得饭后服用。

聋人：｜谢谢｜｜辛苦｜谢谢｜

对话2 类风湿性关节炎

★情景描述

聋人小周肘部和膝盖麻木、疼痛。他约好手语译员一起到医院看病。

◎词汇与短语

请提前熟悉对话中的词汇与短语。

  关节疼痛

  阴雨天加重

  类风湿性关节炎

  与遗传、感染、性激素等有关

  没有根治的方法

  缓解疼痛

  阻止病情恶化

  瘦肉、热性水果

  富含维生素和微量元素的食物

◎对话传译练习

请扫描二维码，根据视频内容练习为医生和聋人患者进行双向传译；也可三人一组进行角色扮演，一人为医生，一人为聋人患者，一人为译员。

📖 对话文稿

聋人：｜招呼｜｜我｜最近｜指＞［肩膀］＞［肘部］＞［膝盖］｜一直［总是］｜疼痛①｜｜全身｜不舒服｜发烧｜好不好［有时］｜｜指＞［病］｜情况｜原因（二）（询问表情）｜

医生：这种症状在阴雨天会加重吗？

聋人：｜明显②｜增加－重❷｜是++［会］｜｜雨｜或者｜天气｜湿｜疼痛①｜颠倒［右手食指、中指弯曲，在左手掌心上转动手腕，表示在床上辗转，引申为"要命"的意思］｜

医生：关节处有肿大吗？

聋人：｜膝盖｜浮肿｜2｜｜最近｜开始｜少++｜无所谓②［不在意］｜｜现在｜越……越……②［变大］｜浮肿｜

医生：早晨起床的时候您会有膝关节活动不灵活的感觉吗？

聋人：|有|

医生：一般会持续多久？

聋人：|差不多|1小时|

医生：根据您的描述，我怀疑您得了类风湿性关节炎。

聋人：|（吃惊表情）||我|年龄|30||类－风湿－关节炎|哪－来（询问表情）|

医生：这可能与遗传、感染、性激素等有关。您家里有人得过风湿病吗？

聋人：|我|妈妈||舅舅|好像|有［点头］|

医生：那可能是家族遗传。为了明确诊断，您还要进行相关检查。

聋人：|好||指＞［病］|类－风湿－关节炎|治疗|如何（二）（询问表情）|

医生：这个病目前还没有根治的方法，但是可以通过服用药物缓解疼痛，阻止病情进一步恶化。

聋人：|好||吃|指＞［吃］|注意①|什么（询问表情）|

医生：多吃瘦肉、热性水果等富含维生素和微量元素的食物。

聋人：|好||您|解释|细致［耐心］|告诉＞［己方］|谢谢|

对话3 糖尿病

★情景描述

聋人小陈得了糖尿病，状况不佳。她约好手语译员一起到医院看病。

◎词汇与短语

请提前熟悉对话中的词汇与短语。

三高（血压高、血糖高、血脂高）

糖尿病

常见慢性病

描述症状

喝水量是以往的好几倍

体重下降

引起多器官的功能障碍

靠运动痊愈的可能性极小

饮食上控制糖量

配合降糖药物

补充胰岛素结合治疗

◎对话传译练习

请扫描二维码,根据视频内容练习为医生和聋人患者进行双向传译;也可三人一组进行角色扮演,一人为医生,一人为聋人患者,一人为译员。

📖 对话文稿

聋人:|招呼||我|以前|有|3-高||以后[后来]|检查|发现❶|
　　　我|有|糖尿病||我|不知道①|应该|怎样(二)(询问表情)|

医生:糖尿病是常见的慢性病。您先描述一下症状吧。

聋人:|是||最近|渴|很①[厉害]||喝|比>[右肩]|以前[以往]|很①[大量]||小便|去++[前后来回移动]|频繁|

医生:除此之外,还有其他症状吗?

聋人:|是||我|经常|饿||吃[饭量]|增加[左手掌心向上,右手握拳向下砸]|很①||体-重❶|降|

医生:这是糖尿病的主要临床表现——"三多一少"。

聋人:|三-多---一-少|指>[词]|什么(询问表情)|

医生:"三多"就是多食、多饮、多尿,"一少"是指体重下降。如果不及时治疗的话,可能会引起多器官的功能障碍。

聋人:|严重(询问表情)||我|病|有(询问表情)||我|不知道①|

医生:糖尿病可能与遗传、饮食习惯或者外界环境等因素有关。

聋人:|吃药|不要[一手中指点胸部,然后甩手]|1[单靠]|运动|

可以 | 病 - 缓解［痊愈］（询问表情）|

医生：不吃药单靠运动痊愈的可能性极小。

聋人：| 我 | 需要① | 注意① | 什么（询问表情）|

医生：主要是饮食上控制糖量，根据医嘱，配合降糖药物，或者补充胰岛素结合治疗。

聋人：| 好 | | 知道 | | 谢谢 |

三、参考译文

对话1　缺铁性贫血

请扫描二维码，观看参考译文。也可提出自己的译法。

聋人：医生，我今年过完年后就一直感觉不舒服，脸色发白，经常头晕无力，冒虚汗。

医生：| 您 | 平常 | 自己 | 血压 | 规律 | 监视［右手转一圈］| 有（询问表情）|

聋人：我偶尔会量血压，血压值偏低。

医生：| 您 | 是不是 | 手 - 脚② - 冰凉 | | 记忆 - 退步② | | 月经 - 混淆［不正常］| 等等 | 情况 | 有（询问表情）|

聋人：对，这些症状我都有。

医生：| 根据 | 您 | 手语［描述］| 情况 | 看① | | 怀疑 | 您 | 可能② | 是 | 缺 - 铁 - 性 - 贫血 |

聋人：我平时挺注意养生和锻炼的，为什么会突然得这种病呢？

医生：| 缺 - 铁 - 性 - 贫血 | 出事［出现］| 是 | 您 | 吃 | 等等 | 吸收 ++ | 铁 - 元 - 素 | 不够［不足］| | 可能② | 是 | 蛋 - 黄 | | 鱼 | | 动物 | 内脏 | | 绿 - 蔬菜 ++ | 等等 | 铁 - 数量 - 富［含铁丰富］| | 指＞［一圈］| 您 | 吃 | 少 ++ |

聋人：我很怕腥，所以鱼和动物内脏之类的食物我都不吃。

医生：｜贫血｜伤害｜很①｜｜严重｜贫血｜会｜导致－死亡［致命］｜

聋人：这么严重？那我是严重贫血吗？

医生：｜您｜首先｜做｜血常规检查｜｜指＞［检查］｜要｜根据｜文件①（二）－数学（一）［具体指标］｜判断［判定］｜

聋人：好的。那这个病要怎么治？

医生：｜根据｜检查｜文件①（二）［结果］｜｜我｜首先｜给＞［您］｜写［开药］｜补－铁－药++｜｜您｜记住｜饭－以后｜服药｜

聋人：好的，谢谢您，您费心了。

对话2　类风湿性关节炎

请扫描二维码，观看参考译文。也可提出自己的译法。

聋人：医生，我最近肩膀、肘和膝盖总是疼痛，全身都不舒服，有时候还会发烧，这是什么原因呢？

医生：｜指＞［病］｜症状｜针对［每逢］｜阴－雨｜疼痛①｜很①［询问表情］｜

聋人：会加重，下雨或者潮湿的天气时简直疼得要命。

医生：｜关节｜浮肿｜有（询问表情）｜

聋人：我的膝关节肿了两处，一开始不是很大，之后越来越大。

医生：｜早上①｜起床｜｜您｜膝盖－关节｜活动｜感觉（二）｜硬［不灵活］｜有（询问表情）｜

聋人：有。

医生：｜一般｜悠久［持续］｜多少｜

聋人：差不多1个小时。

医生：｜您｜手语－情况［描述］｜｜我｜怀疑｜您｜是｜类－风湿－关节炎｜

聋人：啊？我才30多岁，怎么会得类风湿性关节炎呢？

医生：|这|可能②|遗传||感染❷||性－激素|等等|有－关系||您－家－指>[在左手下转动一圈]－人|风湿病|有（询问表情）|

聋人：我妈妈和我舅舅好像得过。

医生：|您|可能②|家－族－遗传|是||诊断（一）|爽快[明确]||您|最②－好|去|等等[各种]|检查|

聋人：好的，医生。那类风湿性关节炎怎么治？

医生：|现在[目前]|指>[病]|病|清除－完全❷[根治]|没有②||但是①|可以|服药++||疼痛①|缓解||病－情况|发展[进一步]|不|

聋人：好的。饮食方面我需要注意什么吗？

医生：|瘦－肉||热①－性－水果|等等|指>[转一圈，表示食物]||富|维生素|还|小－数－元素[微量元素]|多|吃|

聋人：好的，谢谢您的耐心解答。

对话3 糖尿病

请扫描二维码，观看参考译文。也可提出自己的译法。

聋人：医生，我之前就"三高"，后来检查发现得了糖尿病。现在我都不知道该怎么办了。

医生：|糖尿病|是|常－看①－慢②－性－病||您|介绍>[己方]|您|症状|什么（询问表情）|

聋人：好的。我最近口渴得厉害，喝水量是以往的好几倍。这也让我上厕所的次数增加了。

医生：|除外||另外|症状|有（询问表情）|

聋人：我经常感到饥饿，饭量也增加了，但体重却下降了。

医生：|指>[病]|糖尿病|观察室（一）[临床]|主要|表现①|三－多－－－小|

聋人:"三多一少"是指什么?

医生:|三[左手]-多|指>[左手中指]|吃-多||指>[左手无名指]|喝-多||指>[左手小指]|尿-多||一[左手]-小|指>[左手食指]|体-重❶|降||如果|治疗|抓紧-不[不及时]||可能②|会|导致|器官|功能-障碍|

聋人:这么严重啊?我不知道自己会得这种病。

医生:|糖尿病|指>[病]|可能②|遗传||喝-吃-习惯|或者|外-转[外界环境]|等等|有-关系|

聋人:那我不吃药单靠运动可以痊愈吗?

医生:|吃药++|不要[一手中指点胸部,然后甩手]|运动|1[单靠]|病|好[摇头,表示否定]|小|

聋人:我需要注意什么?

医生:|主要|是|喝-吃|糖-量-掌握[控制糖量]||根据|医嘱||搭配[配合]|降-糖-药-物|或者|胰岛素|补++|一起[结合]|治疗|

聋人:好的,知道了,谢谢您。

四、内科常用语句双语对照(2)

请将以下诊疗时常用语句译为手语,然后扫描二维码,对照参考译文。也可提出自己的译法。

1. 患者可以口服药物,配合服用维生素。

|患者|药|可以||搭配[配合]|维生素|

2. 不要盲目相信广告上推荐的药物,以免病情加重。

|广告|优点++[推荐]|药|盲目|相信|不||避免[以免]||病|重❶|

3. 建议住院治疗,方便我们监测您的血糖值,并实施治疗。

|建议|住院②|治疗||我们|监视[监测]|您|血-糖-数[数值]||方便|治疗|

4. 在药物治疗上建议积极抗炎治疗,可使用头孢类抗生素。

|药-物|治疗|指>[药物]|建议|抵抗-发炎-治疗||可以|用|头-B-类-抵抗-诞生-素|

5. 脑供血不足会引发晕厥。

|脑|提供-血|不够[不足]|会|导致|头-晕|

6. 正常人的血压一天中会存在2个峰值和1个谷值。

|正常-人|血压(二)|一天|曲线(一)|最②-高|2|数[数值]|最②-低|1|数[数值]|

7. 有些疾病和药物有可能引发高血压。

|全身[有些]|病++|药-物|可能②|导致|高血压|

8. 患者需要多补钙,可以多喝牛奶,多吃豆类食品。

|患者|多|补-钙||多|喝|牛奶||多|吃|豆①-类|

9. 高血压患者如果控制不好血压,就容易引发其他心脑血管疾病。

|高血压|患者|如果|血压|控制|坏[不好]||容易|导致|心-脑-血管-病|

10. 在饮食方面要做到低盐、低脂。

|吃-喝|指>[饮食]|注意①|低-盐|低-脂肪|

第四章　内科（3）

一、译前准备

本章主要关注神经内科的内容。

神经系统由脑、脊髓及周围神经组成。神经系统异常可能会导致相关疾病，其症状可表现为头晕、头痛、肢体无力、言语异常、肌肉萎缩、步态不稳、肢体不自主震颤、记忆力下降、二便障碍等。临床常见的神经系统疾病有脑卒中、阿尔茨海默病、癫痫、三叉神经痛、脑膜炎、脊髓炎等。神经内科可以为该类疾病的患者提供治疗和护理服务。

神经内科的主要检查手段包括头颈部 MRI（磁共振成像）、CT、脑电图、TCD（经颅多普勒超声）、肌电图、诱发电位及血流变学检查、基因诊断等。神经内科还可与心理科交叉进行神经衰弱、失眠等功能性疾病的诊治。由于患者需要做进一步的检测，方能确定病情，因此，手语译员需要对神经内科常做的检查有所了解。以下以"磁共振成像检查"为例做详细说明。

磁共振机器及磁共振检查室内存在非常强大的磁场。装有心脏起搏器者或做过其他金属支架手术者，严禁做磁共振成像检查，否则，金属受强大磁场的吸引而移动，可能产生严重后果，甚至危及生命。因此，手语译员在陪同患者做检查前需要询问患者是否有上述病史。

此外，患者如装有义齿或义眼必须提前摘下；随身的手机、磁卡、手表、金属纽扣及其他金属饰品也必须离身。金属物品不仅容易形成伪影，影响检查结果，还可能对磁共振机器以及个人物品造成不必要的损害。手语译员需要及时提醒患者把携带的金属物品取下。

做磁共振成像检查时还会产生较大的噪声，伴随振动，让人感觉有些不舒服，手语译员需要提前提醒患者做检查时不能乱动，以免影响检查。

二、实用对话传译

对话1　偏头痛

★情景描述

聋人老李头痛难忍。他约好手语译员一起到医院看病。

◎词汇与短语

请提前熟悉对话中的词汇与短语。

　　头晕

　　偏头痛发作

　　病因尚不明确

　　诱因

　　内分泌失调

　　甜食

　　长期喝酒的人易患偏头痛

　　强光线刺激

　　缓解头痛

◎对话传译练习

请扫描二维码，根据视频内容练习为医生和聋人患者进行双向传译；也可三人一组进行角色扮演，一人为医生，一人为聋人患者，一人为译员。

📖 对话文稿

聋人：|过去－几天［最近几天］|我|头－晕||开始|重要－无所谓❷
［没当回事］||昨天|中午❷|开始|头－疼痛①|

医生：您具体是哪里痛呢？是后脑勺还是头的偏侧？

聋人：|招呼||摸＞［头］|疼痛①|几－小时||疼痛①|缓解|呼气
［放松］||指＞［脖子］|开始|疼痛①|

医生：您在发病前几天有觉得身体不舒服的情况吗？

聋人：|没有❷||完全❷［挺好］||这－1［这一次］|头－晕|开始|
不舒服||吃［胃口］|不行❷||全身－乏力|

医生：您这是第一次出现这种症状吗？

聋人：|是|

医生：初步判断您是患了偏头痛。

聋人：|指＞［病］|哪－来（疑问表情）|

医生：目前病因尚不明确，诱因有很多，像内分泌失调、遗传、饮食与环境
因素等。

聋人：|我－家－亲戚［我家人］|指＞［转动一圈，指家人］|好像|
听|没有❷|这|病||您|说|吃||转［环境］|因素|具体|
指＞［因素］|什么（询问表情）|

医生：比如，经常吃奶酪、巧克力等甜食或刺激性食物，或者长期喝酒的人
均易患偏头痛。外界环境差、强光线刺激或者气候变化也可诱发偏头
痛。

聋人：|招呼||我|头痛|怎样（一）|缓解（疑问表情）|

医生：我给您开点缓解头痛的药物。您平时要注意休息，不要给自己太大压力。

聋人：|谢谢|

对话2 腔隙性脑梗死

★ 情景描述

聋人小戴头晕，记忆力减退。他约好手语译员一起到医院看病。

◎ 词汇与短语

请提前熟悉对话中的词汇与短语。

活动不方便

腿麻

高脂血症

磁共振成像

腔隙性脑梗死

脑动脉的末梢

供血不足

引起小范围脑组织的坏死

病灶较小

高血压是主要诱因

动脉硬化

酗酒

限酒

有氧运动

◎ 对话传译练习

请扫描二维码，根据视频内容练习为医生和聋人患者进行双向传译；也可三人一组进行角色扮演，一人为医生，一人为聋人患者，一人为译员。

📖 对话文稿

聋人：|招呼| |我|最近|一直[总犯]|头-晕| |记忆|衰落[不如前]|

医生：您是否还有活动不方便的情况？

聋人：｜您｜说｜是++｜｜我｜腿②｜麻｜有｜｜走｜感觉（二）｜比＞［右肩，表示比以前］｜费力｜

医生：症状持续多久了？

聋人：｜差不多｜一周｜

医生：您患有高血压、高脂血症或糖尿病吗？

聋人：｜高血压｜有｜

医生：那您先去做个磁共振成像检查，我看一下检查结果。

聋人：｜好｜

医生：根据磁共振成像结果，您患了腔隙性脑梗死。

聋人：｜抓头［疑问表情］｜脑梗｜｜指＞［病］｜什么｜｜严重（询问表情）｜

医生：这是脑动脉的末梢供血不足引起的小范围脑组织的坏死。您目前的病灶较小，危害较小，不用过于担心。

聋人：｜指＞［病］｜高血压｜导致－病++［不同位置，表示并发症］｜是（询问表情）｜

医生：高血压确实是诱发该病的主要原因，但该病也可能是动脉硬化、糖尿病或酗酒等导致的。

聋人：｜我｜平时｜喝酒｜小｜薄［拇指、食指，表示一点儿］｜｜以后［之后］｜酒－断［戒酒］｜是（询问表情）｜

医生：治疗期间要戒烟、限酒。我再给您开一点降压药。您平时在家要注意监测血压、血糖等，坚持有氧运动锻炼，健康饮食。

聋人：｜好｜知道｜｜谢谢｜

对话3 短暂性脑缺血发作

★情景描述

聋人小黎突然短暂失明，脸部僵硬。他约好手语译员一起到医院看病。

◎词汇与短语

请提前熟悉对话中的词汇与短语。

  慢慢恢复

  僵硬

  短暂性脑缺血发作

  动脉粥样硬化

  体位改变

  活动过度

  头部急速转动

  颈部过度屈伸

  预防病情复发

  调整血压，保持有效血液循环

◎对话传译练习

请扫描二维码，根据视频内容练习为医生和聋人患者进行双向传译；也可三人一组进行角色扮演，一人为医生，一人为聋人患者，一人为译员。

📖 对话文稿

聋人：|招呼|医生||我|昨天|晚上|我|沙发|电视机|按遥控器||长|指＞[脖子，头来回摆动]||回首|眼|黑暗（二）-雾[黑蒙蒙]||长-几分钟|眼|恢复|眼-好||为什么（询问表情）|

医生：还有其他症状吗？比如身体某部分僵硬。

聋人：|招呼||脸|硬-扭转[僵硬]||我|担心|不行❷（恐慌表情）|

医生：您是第一次出现这种症状吗？持续多久了？

聋人：|我|第一次||时间-长[持续]|好像|30分钟||指＞[病]|为什么（询问表情）|

医生：您患有高血压吗？有做过磁共振成像检查吗？

聋人：｜我｜血压－高｜我｜有｜｜检查｜完了｜｜给＞［对方］｜看①++＞［左手］｜指＞［左手］｜

医生：根据检查结果，您这是短暂性脑缺血发作。

聋人：｜指＞［胸，转一圈，表示身体］｜健壮（一）－好［健康］｜｜突然｜病｜哪（询问表情）｜

医生：这一般和动脉粥样硬化、心脏疾病有关。体位改变、活动过度、头部急速转动或颈部过度屈伸都可导致。

聋人：｜严重（疑问表情）｜｜有｜办法｜治疗（询问表情）｜

医生：这个症状一般可自行缓解，治疗着重于预防病情复发。我给您开点药，调整血压，保持有效血液循环。

聋人：｜好｜明白｜｜我｜血②－权［控制血压］｜是（询问表情）｜

医生：嗯，您还要避免颈部过度屈伸活动，合理饮食。

聋人：｜好｜｜谢谢｜

三、参考译文

对话1　偏头痛

请扫描二维码，观看参考译文。也可提出自己的译法。

聋人：我最近几天总是头晕，一开始没当回事，从昨天中午开始头痛。

医生：｜您｜疼痛①｜指＞［头，转一圈］｜哪里（询问表情）｜｜指＞［后脑勺］＞［太阳穴］｜哪里（询问表情）｜

聋人：是偏侧，疼了好几个小时。好不容易缓解了，脖子又开始疼。

医生：｜您｜病｜提前①｜几天｜拍++＞［胸，表示身体］｜不舒服｜有（询问表情）｜

聋人：没有，都挺好的。这一次从头晕开始我就不舒服了，胃口不行，浑身乏力。

医生：|您|症状|唯一［第一次］|是（询问表情）|

聋人：嗯，是的。

医生：|初|判断|指＞［病］|偏－头－疼痛①|

聋人：这是怎么引起的呢？

医生：|目前|病－因素|不|明确||因素－影响［诱因］|多||像|内－黏－乱［内分泌失调］||遗传||吃||转［环境］|因素|等等|

聋人：我好像没有听说我的家人有得这个病的。那您说的饮食和环境因素具体是指什么呢？

医生：|比如|经常|吃|奶酪||巧克力|等等|甜－食|或者|刺激－性－食物|或者|长－喝酒［长期喝酒］|人|容易|发生|偏－头－疼痛①||外－转［外界环境］|不行❷||强－眼－晒［强光线］|或者|天气－变化|一样|会|导致|偏－头－疼痛①|

聋人：哦，那我该怎么缓解头痛呢？

医生：|给|您|写－药［开药］|可以|头－疼痛①|缓解||平时|您|注意①|多|休息||给＞［己方］|自己|压－力|大|不|

聋人：嗯，好的，谢谢您。

对话2 腔隙性脑梗死

请扫描二维码，观看参考译文。也可提出自己的译法。

聋人：医生，我最近总犯头晕，记忆力也大不如前。

医生：|还|您|另外|活动（二）|不行❷|情况|有（询问表情）|

聋人：您这么一提，我的腿也有点麻麻的，走路的时候感觉比以前费力。

医生：|症状|悠久［持续］|多少（询问表情）|

聋人：大约有一周了。

医生：|高血压||高血脂|或者|糖尿病|您|有（询问表情）|

聋人：我患有高血压。

医生：|您|去|磁共振|成像|检查||结果|给＞[己方]|看①++＞[左手]|

聋人：好的。

医生：|结果|看①＞[左手]||您|是++|腔隙－性－脑梗|

聋人：什么脑梗？这是什么？严重吗？

医生：|指＞[病]|是|脑－动脉|指＞[后脑，左手五指弯曲，表示大脑]|血②|给＞[左手]|流血＞[左手指尖，表示末梢供血]|不够||导致|指＞[左手指尖，转几圈，表示范围]|少|不行❷||目前|您|指＞[左手指尖，转一圈]|小||危害|小||担心|很①－不［不用过于］|

聋人：这是高血压的并发症吗？

医生：|高血压|指＞[病]|是++|导致|主－因素||但是①|又[也]|可能②|动脉硬化||糖尿病|或者|酒－很①[酗酒]|等等|导致|

聋人：我平时会喝一点儿酒，但喝得不多。我之后是要戒酒吗？

医生：|治疗|期间|烟－酒|不许||我|写[开药]|给＞[对方]|降－压－药||您|平时|家＞[额头，表示在家]|注意①|自己|检查|血压||血－糖|等等||有－氧－运动|坚持（二）||喝－吃|健康|

聋人：好的，我知道了，谢谢您。

对话3　短暂性脑缺血发作

请扫描二维码，观看参考译文。也可提出自己的译法。

聋人：大夫，昨天晚上我坐在沙发上看电视，时间久了就想起来活动活动，没想到刚转了转脖子，眼前就黑蒙蒙的，什么也看不见，好几分钟才慢慢恢复。这是怎么了？

医生：｜还｜另外｜症状｜有（询问表情）｜｜比如｜身体［转一圈］｜哪｜硬－扭转［僵硬］｜有（询问表情）｜

聋人：嗯，当时脸特别僵硬，把我吓坏了。

医生：｜您｜症状｜第一次｜是（询问表情）｜｜悠久［持续］｜多少（询问表情）｜

聋人：是第一次，持续了半个多小时。这究竟是怎么回事？

医生：｜您｜高血压｜有（询问表情）｜｜核磁共振｜成像｜检查｜完成（询问表情）｜

聋人：嗯，我有高血压。检查也做了，给您看看。

医生：｜检查｜阅读｜｜您｜是｜短－暂时－性－血②－给＞［头］－头－不够［短暂性脑缺血发作］｜

聋人：我身体素质挺好的，为什么会突然这样呢？

医生：｜一般｜和｜动脉－黏－样子－硬－化［动脉粥样硬化］｜｜心脏－病++［心脏疾病］｜有－关系｜｜站－坐－躺－变化［体位改变］｜｜活动－很①｜｜头－回首－很①｜或者｜脖子－昂首++－很①｜会｜导致｜

聋人：严重吗？该怎么治疗呢？

医生：｜指＞［病］｜症状｜自然｜病｜缓解｜｜治疗｜关键［着重］｜预防（二）｜病｜重复－发生｜｜我｜写［开药］｜给＞［对方］｜药｜｜血压｜调剂［调整］｜｜保持｜血－循环｜好｜

聋人：好的，我明白了。我要控制血压，对吧？

医生：｜还++｜您｜指＞［脖子］｜昂首++－很①｜不｜｜吃－喝｜合适①｜

聋人：好的，谢谢您。

四、内科常用语句双语对照（3）

请将以下诊疗时常用语句译为手语，然后扫描二维码，对照参考译文。也可提出自己的译法。

1. 阿尔茨海默病患者的症状因人而异，大多数表现为认知和记忆功能不断恶化，自理能力退化。

｜老－呆－病－症状｜人｜不同｜｜多｜表现②（一）｜认－知｜记忆｜功能｜恶化｜｜自力更生［自理］｜退步｜

2. 许多原因可以致使晕眩，比如贫血、动脉硬化、颈椎病、高血压等。

｜多｜因素｜可以｜导致｜晕｜｜比如｜贫血｜｜动脉硬化｜｜颈椎－病｜｜高血压｜等等｜

3. 高血压、脑血栓或者脑供血不足可能会引起头痛发作。

｜高血压｜｜脑血栓｜或者｜血②｜给＞［头］｜脑｜不够++｜｜可能②｜会｜导致｜头－疼痛①｜

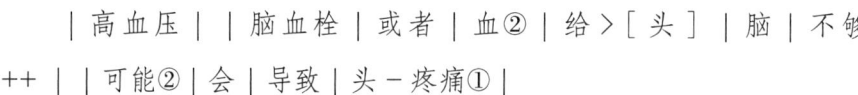

4. 我们应鼓励患者在病情稳定后主动锻炼。

｜我们｜应该｜鼓励｜患者｜病－情况｜稳定｜完全❷［好了］｜主动｜去｜锻炼❷｜

5. 患者平时要注意定期到医院进行复查，密切观察有没有新的梗死病灶出现。

｜患者｜平时｜注意①｜日期－定｜到｜医院（一）｜重复－检查｜｜仔细［密切］｜观察室（一）｜血②－梗塞｜产生－罕见［出现］｜有－没有②｜

6. 平时尽量多做一些有氧运动，比如跑步、骑行等活动，有利于降低血压。

|平时|有-氧-活动|多|运动||比如|跑步||自行车①|等等|活动||优点［有利于］|血-压|降|

7. 神经衰弱是一种慢性疾病。病因包括较大的工作压力、不良的饮食习惯等。

|神经-弱|指＞［病］|是|慢①-性-病||病-因素|包括①|工作②-压-力|大||喝-吃-习惯|坏［不良］|等等|

8. 失眠多数是由紧张、压力等精神因素引起的，最好采取自然疗法，不要胡乱服用药物。

|失眠|指＞［病］|是|紧张||压-力|等等|精神-因素|导致||最②-好|法++|自然-治疗||粗鲁［胡乱］|服药|不|

9. 失眠患者要规律生活，养成定时就寝与起床的习惯，调好生物钟。

|失眠-人|生活|规律|要||睡觉|起床|时间-定|习惯|好||自己|时间|调整（一）|好|

10. 患者家属一定要注意，监督患者按时服药，不要漏服。

|患者|亲属|要|注意①||监督|患者|指＞［左手腕，表示时间］|执行（一）|吃药++||吃药|偶尔②［漏］|不|

第五章　外科（1）

一、译前准备

外科主要研究如何利用外科手术方法解除患者的病因，从而使患者得到治疗。

随着现代外科学在广度和深度上的迅速发展，外科可进一步分为若干专科。有的按人体的部位划分，如胃肠外科、肝胆外科、心胸外科；有的按人体的系统划分，如骨科、泌尿外科、神经外科、血管外科；有的按患者的年龄划分，如小儿外科、老年外科；有的按手术的方式划分，如整形外科、显微外科、移植外科；还有的按疾病的性质划分，如肿瘤外科、急诊外科等。

外科疾病大致可分为五大类：创伤、感染、肿瘤、畸形和功能障碍。这些疾病往往需要以手术或手法处理作为主要治疗手段。因此，手术就成为外科特有的一种治疗方法。常见的外科疾病有骨折、甲状腺结节、消化道出血、阑尾炎、痔疮、胆囊炎及各类癌症等。

外科疾病通常伴有急性、剧烈的疼痛，患者可以根据自身病情加以判断。如果患者所挂的科室不能解决患者问题，医生会帮助转科。例如，一般情况下有心脏、脑、胃肠、肾脏等方面问题的患者都会先挂内科，医生如果认为需要手术治疗，就会将患者转至外科。

二、实用对话传译

对话1　骨折

★ 情景描述

聋人老韩下楼梯摔倒了，导致跟骨骨折。他约好手语译员一起到医院看病。

◎词汇与短语

请提前熟悉对话中的词汇与短语。

　　不小心摔了下来

　　跟骨骨折

　　骨头破碎严重

　　不及时处理

　　固定碎骨

　　修复软组织

　　周围血管

　　并发症

　　伤口开裂和感染

　　长时间休养

　　避免下地、负重

◎对话传译练习

请扫描二维码，根据视频内容练习为医生和聋人患者进行双向传译；也可三人一组进行角色扮演，一人为医生，一人为聋人患者，一人为译员。

📖 对话文稿

聋人：|招呼||昨天|晚上|楼房|我|楼梯（二）|不－注意②［不小心］|摔倒||脚②|指＞［脚后跟］（痛苦表情）|疼痛①||今天|来|走|踏实（一）［仿一拐一拐走路状］|不行❷|

医生：您去拍片了吗？片子给我看看。

聋人：|完了|

医生：您这是跟骨骨折了，骨头破碎的情况比较严重，建议手术治疗。

聋人：|不|手术|可以（询问表情）|

医生：恐怕不行，如果不及时处理，固定碎骨，再修复软组织，那么对您以后行走都会有影响。

聋人：|好|

医生：您患有糖尿病吗？或者周围血管是否有问题？

聋人：|没有②||我|拍++＞［胸，表示身体］|好（肯定表情）||1［就一个］|摔倒|指＞［脚后跟］||另外|完全❷［都好］|

医生：那我尽快给您安排手术，您与家人或朋友联系一下，术后需要有人照顾。

聋人：|不－用［没关系］||自己|1|人|解决|可以|

医生：术后可能有各种并发症，如伤口开裂和感染等。而且您需要长时间休养，最好是有人来照顾您。

聋人：|好||我|立刻［尽快］|指＞［他们］|亲戚|联系|

医生：注意骨折位置比较特殊，术后8~12周避免下地、负重，12周之后才能完全下地和负重。

聋人：|知道||告诉＞［己方］|谢谢|

对话2　甲状腺结节

★ 情景描述

聋人小陈甲状腺肿大，呼吸不畅，吞咽困难。她约好手语译员一起到医院看病。

◎词汇与短语

请提前熟悉对话中的词汇与短语。

  有压迫感

  声音嘶哑或者呼吸困难

  患了甲状腺结节

  超声检查

  为防止病变，建议手术切除

  短期内迅速增长

  采取保守治疗的话

  面临的风险较大

  吞咽困难

  具有消肿散结作用的食物，包括油菜、李子等

◎对话传译练习

请扫描二维码，根据视频内容练习为医生和聋人患者进行双向传译；也可三人一组进行角色扮演，一人为医生，一人为聋人患者，一人为译员。

📖 对话文稿

聋人：｜招呼｜｜不久－近［最近］｜我｜摸＞［咽喉］｜浮肿＞［咽喉］｜疼痛①｜｜吞++｜疼痛①｜

医生：您是否感觉到有压迫感，比如声音嘶哑或者呼吸困难？

聋人：｜有｜｜晚上｜睡觉｜｜呼吸｜不行❷++｜

医生：疼痛的部位有肿块吗？

聋人：｜有｜｜摸＞［咽喉］｜豆①－小［小包］｜硬｜

医生：根据您的描述，初步判断您是患了甲状腺结节。您先做个甲状腺超声检查。

聋人：｜好｜

医生：根据检查结果，您患了甲状腺结节。

聋人：｜我｜应该｜怎么（一）｜治疗（询问表情）｜

医生：您的结节还是比较大的，有的超过了4cm，为防止病变，建议您手术切除。

聋人：｜手术｜真①++（吃惊表情）｜｜另外｜办法｜有（询问表情）｜

医生：这已经影响到您正常呼吸了，而且结节有可能在短期内迅速增长。采取保守治疗的话，您可能面临的风险较大。

聋人：｜好｜招呼｜｜我｜吞｜困难②｜｜粥［流食］｜1++［单靠］｜是（询问表情）｜

医生：您还可以吃一些具有消肿散结作用的食物，包括油菜、李子等。

聋人：｜好｜｜谢谢｜

对话3　胆结石

★情景描述

聋人小周右上腹绞痛，恶心呕吐。他约好手语译员一起到医院看病。

◎词汇与短语

请提前熟悉对话中的词汇与短语。

右上腹绞痛

恶心、想吐

确诊胆结石

早期常无明显症状

伴轻微不适

突发症状

胆绞痛

积极排石

激光碎石

定期复查

常见病

◎对话传译练习

请扫描二维码,根据视频内容练习为医生和聋人患者进行双向传译;也可三人一组进行角色扮演,一人为医生,一人为聋人患者,一人为译员。

📖 对话文稿

聋人:|招呼||我|昨天|晚上|卧|拍>[右上腹]|突然|绞痛||以后[之后]|恶心||想-呕吐|有|

医生:嗯,您先做个腹部的超声检查。

聋人:|好||明白|

医生:根据您的检查结果,可以确认您得了胆结石。

聋人:|指>[右上腹]|胆-石|哪-来(询问表情)||我|昨天|突然|不舒服|是(迷茫表情)|

医生:胆结石早期常无明显症状,有时伴轻微不适。您昨天晚上的突发症状正是胆绞痛。

聋人:|胆-绞痛(疑问表情)||我|昨天|摸>[右上腹]|疼痛①|指>[右上腹]|是(疑问表情)|

医生:嗯,胆绞痛,痛在右上腹,持续痛伴阵发加剧,常伴有恶心、呕吐症状。

聋人:|好||治疗|怎么(二)(询问表情)|

医生:这个情况可以考虑积极排石,可以喝点排石汤或者采用激光碎石,您要定期复查。

聋人:|好||听-遵循(二)++|

医生:先积极排石,但是如果结石无法排出,就需要通过手术去除了。

聋人:|招呼||我|想|知道|胆-石|哪-来(询问表情)|

医生:一般病因包括经常不吃早餐,饮食偏荤、偏甜,肥胖等。其实这也是一种常见病。

聋人:|早上①-饭|吃-不|结果[后果]|严重||发现❶[看来]|以后|多|注意①|

三、参考译文

对话1　骨折

请扫描二维码,观看参考译文。也可提出自己的译法。

聋人:医生,昨天晚上我下楼梯的时候,不小心摔了下来,脚后跟很疼,今天走路时脚后跟都不能着地。

医生:|您|文件①(二)-照像[拍片]|完了(询问表情)||文件①(二)|给>[己方]|看①++|

聋人:拍过了,给您。

医生:|您|指>[脚后跟]|骨折||骨折-豆①++[碎骨]|比较|严重||建议|手术|治疗|

聋人:不手术行不行?

医生:|恐怕|不行❷||骨折-豆①[碎骨]|包❶|固定||脚②|指>[脚,转一圈]|软②-组织❷|做-恢复[修复]||如果|不-抓紧-时间[不及时]||对|您|以后|走|有|影响++|

聋人:好吧。

医生:|您|糖尿病|有(询问表情)|或者|您|脚②|指>[脚,转一圈]|血管|问题|有(询问表情)|

聋人:没有,我身体挺健康的,就是摔伤的地方会疼,其他还好。

医生:|我|立刻[尽快]|给>[对方]|您|安排|手术||您|和|家-人|或者|朋友|联系||手术-以后[术后]|需要①|有|人|照顾|

聋人:没关系,我一个人也可以的。

医生:|手术-以后[术后]|可以|发生|并列++-病++[不同位置,表示并发症]||比如|缝[缝合的伤口]|伤口[开裂]||感

染❶ | 等等 | | 您 | 要 | 悠久 | 时间 | 休养 | | 最②-好 | 有 | 人 | 来 | 照顾 | 您 |

聋人：好吧，我尽快联系他们。

医生：| 注意① | 指＞[脚后跟] | 位置❷ | 特殊 | | 手术-以后[术后] | 8-12周 | 期间 | 床 | 下床 | 逛街（二）| 不 | | 背包-重❶[负重] | 不 | | 12周 | 以后[之后] | 床 | 下床 | 可以 | | 背包-重❶[负重] | 可以 |

聋人：我知道了，谢谢您的提醒。

对话2　甲状腺结节

请扫描二维码，观看参考译文。也可提出自己的译法。

聋人：医生，我最近喉咙下面的部位肿痛，尤其是吞咽东西的时候。

医生：| 您 | 感觉（二）| 指＞[咽喉] | 压 | 有（询问表情）| | 比如 | 声音[咽喉]＞[外] | 沙子[嘶哑] | 或者 | 呼吸 | 困难② |

聋人：有，特别是晚上睡觉的时候，感觉呼吸不上来。

医生：| 疼痛① | 指＞[咽喉] | 浮肿＞[咽喉] | 有（询问表情）|

聋人：嗯，摸起来有小包，很硬。

医生：| 根据 | 您 | 介绍-情况[描述] | | 初 | 判断 | 您 | 是 | 甲状腺-豆①＞[咽喉，表示结节] | | 您 | 先 | 做 | [握拳，模仿甲状腺超声检查状] | 检查 |

聋人：好的。

医生：| 检查 | 文件①（二）[结果] | 浏览 | | 您 | 是 | 甲状腺-豆①＞[咽喉，表示结节] |

聋人：我应该怎么治疗呢？

医生：| 您 | 结节 | 公元（二）[大] | | 4-cm | 超过 | | 防止 | 病-恶化[病变] | | 建议 | 手术＞[咽喉] | 拿-扔[切除] |

聋人：非得手术吗？还有没有其他办法呢？

医生：|影响|呼吸|不行❷||结节|可能②|时间-短［短期］|结节|公元（二）＞［咽喉，表示变大］|迅速||想|治疗-老-旧［保守治疗］||您|可能②|不幸［风险］|大|

聋人：好吧。对了，我现在吞咽困难，是不是只能吃流食？

医生：|您|还|可以|吃|油菜||李子|等等|指＞［各种食物］|浮肿＞［咽喉］-逐渐①［消肿］|可以|

聋人：好的，谢谢您。

对话3　胆结石

请扫描二维码，观看参考译文。也可提出自己的译法。

聋人：医生您好，我昨天晚上侧卧的时候右上腹突然绞痛，之后还恶心、想吐。

医生：|您|首先|拍＞［腹部］|超-声音-B超（二）|

聋人：好的，我知道了。

医生：|检查|结果|浏览||可以|决定［确认］|您|是|胆-石|

聋人：我怎么会突然得了胆结石呢？我昨天才突然不舒服的。

医生：|胆-石|早上①-期间［早期］|症状|看①|明显②［来回转动，表示不明显］||少|不舒服|好不好［有时］||您|昨天|晚上|突然-病［突发症状］|指＞［病］|是|胆-绞痛|

聋人：胆绞痛？我昨天腹部疼痛，是胆绞痛吗？

医生：|摸＞［右上腹］|绞痛||疼痛①|指＞［右上腹］|拍++＞［右上腹］||连续［持续］|疼痛①|疼痛①|连续|疼痛①|更①［加剧］||并列-发生|恶心||呕吐|症状|有|

聋人：好吧，那要怎么治疗呢？

医生：|这|情况|可以|考虑|石-清除++［排石］||可以|清除-石-汤［排石汤］|汤药（一）-少++［喝点］|或者|激光|石-粉碎❷［碎石］||您|要|日期-定|重复-检查|

聋人：好，听您的。

医生：|先|石-清除++［排石］||但是①|如果|石-清除++［排石］|不行❷||需要①|手术|拿-扔［切除］|

聋人：我想知道我为什么会得胆结石？

医生：|一般（二）|病-因素|包括①|经常|早上①-饭|不||喝-吃|偏|肉||甜|全身-胖［肥胖］|等等||指>［病］|一样［也］|是|常见-病|

聋人：不吃早饭居然会有这么严重的后果，看来我以后得多注意了。

四、外科常用语句双语对照（1）

请将以下诊疗时常用语句译为手语，然后扫描二维码，对照参考译文。也可提出自己的译法。

1.患者要均衡补充营养，适当做些有氧运动，以此来增强体质，加快术后恢复速度。

|患者|要|补偿（一）++|营养|平衡［均衡］||有-氧-锻炼❷|渐渐①［适当］|合适①||指>［营养、运动］|加强［增强］|体质||辅助|手术-回报［术后］|恢复|快|

2.建议进行手术治疗，药物治疗一般很难将息肉消掉。

|建议|手术|治疗||药++|治疗|浮肿>［左手虎口，表示息肉］|拿-扔［左手］>［外］|没希望［很难］|

3.这个病在治疗上多采用微创手术，保守治疗是没多大效果的。

|这|病|用|多|是|小-伤口-手术|治疗||以前-旧-治疗|有效②（二）［效果］|小|

4. 这个病是由内分泌失调引起的。

|这|病|是|内－黏－混淆［内分泌失调］|导致|

5. 内分泌失调的发生与平时有较大的压力、不良的饮食习惯和不规律的作息等有关。

|内－黏－混淆［内分泌失调］|发生|是|平时|压－力|大++||吃－习惯|乱|还++|做－休息|规律［左右移动，表示不规律］|等等|有－关系|

6. 出现尿频、尿痛及血尿等症状，应考虑是尿路感染。

|产生|尿－去++［来回移动］||尿－疼痛②－剧烈|还++|尿－血②|等等|症状（二）||应该|考虑|指＞［病］|是|尿－道路－感染❶|

7. 久坐不动容易导致颈部肌肉劳累，神经受到压迫，会导致头痛、头晕。

|悠久－坐－不－动|导致|指＞［颈部］|昂首［转动］|累++||指＞［颈部］|抵抗［压迫］|神经|会|导致|头－疼痛②||头－晕|

8. 患者术后要尽量吃清淡、易消化的食物。

|患者|手术－完成|要|吃|淡++||消化|容易|

9. 术后须防止突然用力过猛、剧烈咳嗽及过度劳累。

|手术－完成|必须|突然|力［大幅度］|不||咳嗽|明显②［剧烈］|不||累++|太①|不|

10. 术后须保持自身卫生，避免因抵抗力下降而导致细菌入侵。

|手术－完成|必须|保持（一）|自－全身－卫生||抵抗－力|降|导致|细菌|危害［入侵］|指＞［细菌入侵］|避免|

第六章　外科（2）

一、译前准备

本章主要关注普通外科和泌尿外科的内容。

普通外科，简称普外科，也称基本外科，是所有临床外科专业的基础，也是外科系统最大的专科。普外科以明确腹部疾病，特别是消化系统疾病的病因、发病机制、诊断和治疗为主要工作领域。

普外科又可进一步分为胃肠外科、肝胆外科、肛肠外科等。其中胃肠外科主要治疗胃、小肠、大肠等器官的疾病，包括胃溃疡、胃出血、胃癌、肠癌、胃肠炎、息肉、疝气、阑尾炎、胰腺炎、结肠炎、腹膜炎、肠结核等。治疗方式以腹部手术为主，比如阑尾炎手术和肠梗阻手术等。肛肠外科则是治疗便秘、肛裂、肛瘘、肛门脓肿、肛门狭窄、痔疮等疾病的科室，其治疗疾病范围主要在肛门口至直肠 8~12cm，即消化道末端的器官所发生的疾病。有些医院不单独设置胃肠外科和肛肠外科，而是将其归入普外科，患者就诊前需要提前了解就诊医院的具体情况。

泌尿外科主要治疗各种泌尿系结石、泌尿系损伤、肾脏肿瘤、膀胱肿瘤和前列腺炎等。

外科疾病通常需要对患者进行详细的身体检查后才能确诊，包括尿液检查、X 线检查、超声检查和膀胱镜检查等。检查要求各有不同，手语译员应该对每一种检查有一定的了解。

二、实用对话传译

对话1　阑尾炎

★情景描述

聋人小王得了阑尾炎,腹痛了2天。她约好手语译员一起到医院看病。

◎词汇与短语

请提前熟悉对话中的词汇与短语。

剧烈疼痛

低烧

出现过类似症状

腹痛伴着发烧

初步诊断结果

急性阑尾炎

阑尾腔内异物引发的

粪块、小果核、蛔虫

缓解疼痛

手术风险

术后并发症少

拖久了,病情就严重了

不要有任何心理负担

◎对话传译练习

请扫描二维码,根据视频内容练习为医生和聋人患者进行双向传译;也可三人一组进行角色扮演,一人为医生,一人为聋人患者,一人为译员。

📖 对话文稿

聋人：|前天|开始|腹［转一圈］|疼痛②||恶心||想－呕吐|||身体［转一圈］|无力|

医生：您具体是哪里疼呢？是剧烈疼痛吗？量过体温吗？

聋人：|是++|||疼痛①|很①［剧烈］||开始|指＞［肚脐，转一圈］|疼痛②||指＞［肚脐］＞［右下腹］||发烧|少［有点］|

医生：您之前出现过类似症状吗？

聋人：|没有②||腹［转一圈］|疼痛②|连［腹部］＞［头部］|发烧|我|第一次|

医生：根据您的描述，初步诊断结果是急性阑尾炎。

聋人：|指＞［病］|病|突然|怎么（二）（疑问表情）|

医生：这可能是阑尾腔内异物引发的，如粪块、小果核、蛔虫等。

聋人：|腹－疼痛②|怎么（二）|办法|减少（询问表情）|

医生：治疗阑尾炎较有效的方法就是手术切除。

聋人：|手术|危险②［风险］|高（疑问表情）||手术|不||可以（询问表情）|

医生：阑尾炎手术的成功率很高。因为您的情况发现得早，手术会比较简单，术后并发症少，但如果拖久了，病情严重了，就麻烦了。

聋人：|我|做|什么（询问表情）|

医生：请您及时联系家人、朋友，我们会为您尽快安排手术。您不要有任何心理负担。

聋人：|真②［实在］|谢谢|

对话2　肾结石

★情景描述

聋人小崔得了肾结石，腰疼了一个多月。她约好手语译员一起到医院看病。

◎词汇与短语

请提前熟悉对话中的词汇与短语。

　　为什么得肾结石

　　各阶段的成年人

　　饮食不当导致

　　尿液中一些浓度高的物质

　　代谢功能

　　容易出现故障

　　含草酸较高的食物

　　饮食搭配

　　疼到在床上打滚

　　药物排石

　　幸亏发现早

　　以防疾病复发

◎对话传译练习

　　请扫描二维码，根据视频内容练习为医生和聋人患者进行双向传译；也可三人一组进行角色扮演，一人为医生，一人为聋人患者，一人为译员。

📖 对话文稿

聋人：｜招呼｜｜为什么｜我｜年轻｜肾（二）－硬－石头子儿（二）［肾结石］｜能｜为什么（疑问表情）｜

医生：各阶段的成年人都可能会得肾结石。它大部分是由饮食不当导致的。

聋人：｜我｜吃－乱［饮食不当］（疑问表情）｜｜不［表示转折］｜｜我｜平时｜吃｜健壮（一）－顺利［健康］｜外－外卖（一）｜外－倒酒［去外边吃］｜我｜小［很少］｜

医生：肾结石是由尿液中一些浓度高的物质，如钙、尿酸等结晶堆叠形成的。

聋人：｜是（疑问表情）｜｜我｜喝｜牛奶｜不喜欢｜｜平时｜喝｜果汁｜

我｜好［向下移动，表示一向如此］｜

医生：果汁类饮料含糖量都很高，身体水分摄入少了，代谢功能就容易出现故障。这时再吃些含草酸较高的食物，如菠菜、豆类，那么可能肾结石就形成了。

聋人：｜怪不得（一）（恍然大悟表情）｜｜指＞［食物］｜我｜平时｜亲密［嗜好，表示喜欢］｜是++｜

医生：嗯，以后多注意饮食搭配。

聋人：｜这｜病｜发生［发作］｜疼痛②｜剧烈［厉害］｜｜床｜折腾［在床上打滚］｜｜办公（一）++（询问表情）［怎么办］｜

医生：看您之前的片子，肾结石小于0.6cm，用药排石就可以了。

聋人：｜能｜清除++［排石］（询问表情）｜｜手术｜没必要［不需要］（询问表情）｜

医生：一般没问题。肾结石大于2cm才需要手术。

聋人：｜抹汗［幸亏］｜发现❶｜早上②｜｜吃药｜除了｜｜我｜要｜做｜什么（询问表情）｜

医生：养成良好的生活习惯，尽量避免高糖、高脂肪的饮食，以防病情复发。

聋人：｜我｜知道｜｜谢谢｜

对话3　痔疮

★情景描述

聋人小潘得了痔疮，连续便血多日。他约好手语译员一起到医院看病。

◎词汇与短语

请提前熟悉对话中的词汇与短语。

　　大便出血

　　痔疮

　　直肠下端

肛管黏膜

　　淤血扩张

　　防止出血

　　吃易消化的食物

　　软化大便

　　口服药

　　外用药

　　温水坐浴

◎对话传译练习

请扫描二维码,根据视频内容练习为医生和聋人患者进行双向传译;也可三人一组进行角色扮演,一人为医生,一人为聋人患者,一人为译员。

📖 对话文稿

聋人:｜招呼｜医生｜｜我｜肛门(一)｜痔疮［小肉球］｜｜大便－不听话［排便不顺畅］｜｜我｜擦＞［肛门］｜指＞［右手,表示卫生纸］｜血①｜｜指＞［右手］｜什么(询问表情)｜

医生:结合刚才的肛门镜检查,这是痔疮。

聋人:｜招呼｜｜指＞［左手,表示肛门］｜手术＞［左手］｜要(询问表情)｜

医生:可以先不手术,采用保守治疗。

聋人:｜指＞［出血］｜出血｜什么｜怎么(二)(疑问表情)｜

医生:痔疮是直肠下端和肛管黏膜下的痔静脉丛淤血扩张而形成的柔软静脉团,排便的时候有摩擦,把黏膜擦破了就会出血。

聋人:｜出血｜防止｜办法｜怎么(二)(询问表情)｜

医生:您平时尽量吃些易消化的食物,软化大便。我再给您开些口服药和外用药,外用药一种涂在患处,另一种兑温水坐浴。您要坚持用药。

聋人:｜服药++｜坚持(二)｜我｜会++｜

医生：另外，您平时要禁忌辛辣、刺激性食物，多喝水，多吃水果、蔬菜。不要久坐、久站、久蹲，要适量运动。

聋人：｜病｜好｜时间｜多（询问表情）［多少］｜

医生：这还不确定，先用药看看吧。如果用药之后没有改善，就要考虑手术治疗。

聋人：｜好｜｜谢谢｜｜再见｜

三、参考译文

对话1　阑尾炎

请扫描二维码，观看参考译文。也可提出自己的译法。

聋人：我从前天开始就腹部疼痛，还恶心、想吐，全身没有力气。

医生：｜您｜全身｜疼痛①｜哪里（询问表情）｜｜疼痛①｜很①（询问表情）｜｜体温计（一）｜完了｜没有②（询问表情）｜

聋人：是的，特别疼。一开始好像是在肚脐周围疼，之后就转移到右下腹了。我有点低烧。

医生：｜您｜像｜指＞［病］｜症状｜以前｜有（询问表情）｜

聋人：没有，腹痛伴着发烧还是第一次。

医生：｜根据｜您｜手语－情况［描述］｜｜初｜诊断｜是｜急－性－阑尾炎｜

聋人：为什么我会突然得这个病呢？

医生：｜指＞［病］｜可能②｜阑尾炎（一）｜窟窿［腔］｜奇怪②－物质①［异物］++｜导致｜｜像［如］｜粪－块｜｜核桃［果核］｜｜蛔虫｜等等｜

聋人：那有什么方法可以缓解疼痛啊？

医生：｜阑尾炎｜治疗｜有效②（二）－好｜是｜手术＞［腹部］｜拿－扔［切除］｜

聋人：手术风险高吗？能不能不手术啊？

医生：｜阑尾炎｜手术｜成功①－功率（二）［成功率］｜高｜｜您｜情况｜发现❶｜早上②－好［早］｜｜手术｜简单++｜｜手术－以后［术后］｜病++［不同位置，表示并发症］｜少++｜｜如果｜拖拉［拖延］｜｜指＞［病］｜病++｜严重｜麻烦｜

聋人：好的，那我需要做什么？

医生：｜请｜您｜快［及时］｜联系｜亲戚［家人］｜｜朋友｜｜我们｜会｜快［尽快］｜安排｜手术｜｜您｜后顾之忧（二）｜负担｜想｜不｜

聋人：实在是太感谢您了。

对话2　肾结石

请扫描二维码，观看参考译文。也可提出自己的译法。

聋人：医生，为什么我这么年轻会得肾结石呢？

医生：｜18－年龄－高［右手掌心向上移动，表示以上］｜年轻－老［所有成年人］｜肾（二）－硬－石头子儿（二）［肾结石］｜都｜会｜发生［得］｜｜它｜大－半－分析［大部分］｜是｜吃－乱［饮食不当］｜导致｜

聋人：饮食不当？可是我平时都吃得很健康，很少点外卖或者去外边吃。

医生：｜肾（二）－硬－石头子儿（二）［肾结石］｜是｜尿－水①｜里面｜黏［浓度］｜厉害［一手五指张开，向内移动］｜物质②++｜｜比如｜钙｜｜尿－酸｜等等｜细胞［向中间移动，表示结晶堆叠］｜转变－浓缩［形成］｜硬－石头子儿（二）［结石］｜

聋人：是吗？可是我不喜欢喝牛奶，平时都喝果汁。

医生：｜果汁｜等等｜喝++｜糖｜很①｜显眼［高］++｜｜全身｜水①｜吸收++｜少｜｜代谢｜功能｜障碍++［不同位置］｜不能❷++［不同位置］｜｜这时｜再｜增加｜吃++｜草－酸｜高｜物质②++｜｜比如｜菠菜｜｜豆①｜等等｜｜可能②｜形势［形成］｜肾（二）－

硬－石头子儿（二）［肾结石］｜

聋人：怪不得，这些都是我平时喜欢吃的。

医生：｜回报［以后］｜您｜注意①｜吃｜搭配++｜

聋人：嗯，这病发作起来疼得厉害，疼到在床上打滚。我该怎么办？

医生：｜浏览｜您｜以前｜照相－文件①（二）［片子］｜｜肾（二）－硬－石头子儿（二）［肾结石］｜0.6 cm｜低［右手掌心向下移动，表示以下］｜｜可以｜用｜药｜清除++［排石］｜

聋人：能排出吗？不需要手术吗？

医生：｜一般｜指>［转一圈，指排石］｜ok｜｜肾（二）－硬－石头子儿（二）［肾结石］｜2 cm｜高［右手掌心向上移动，表示以上］｜手术｜需要①｜

聋人：幸亏发现得早！除了吃药，我还需要做些什么？

医生：｜喂养①［养成］｜好｜生活－习惯｜｜警惕（二）［避免］｜糖－高｜｜脂肪－高｜食物｜｜以防｜病｜1-2-发生［复发］｜防止｜

聋人：嗯，知道了。谢谢您！

对话3　痔疮

请扫描二维码，观看参考译文。也可提出自己的译法。

聋人：医生，我肛门边长了个小肉球，最近排便也不太顺畅，擦的时候卫生纸上有时还有血，这是什么情况？

医生：｜结合｜刚才｜肛门（二）－钻－检查［肛门镜检查］｜｜指>［病］｜是｜痔疮｜

聋人：那这个要不要做手术呢？

医生：｜手术>［左手］｜先｜封［搁置］｜｜用｜老－旧－治疗［保守治疗］｜可以｜

聋人：为什么会出血呢？

医生：｜痔疮｜是｜直肠｜下端｜指>［下端］｜瘤｜血②｜塞++｜瘤｜｜

大便++｜摩擦－伤口［擦破］｜出血｜

聋人：怎么防止出血呢？

医生：｜您｜平时｜吃｜软①－疏松［容易消化］｜｜大便｜流畅－好［软化］｜｜指＞［病］｜我｜写［开药］｜给＞［对方］｜指＞［左手食指］｜服药［口服药］｜｜指＞［左手中指］｜外－用－药｜｜外－用－药｜有｜2｜｜指＞［左手食指，表示第一种］｜是｜肛门｜涂＞［左手］｜｜指＞［左手中指，表示第二种］｜盘子［盆］｜药｜放＞［盆］｜温暖－水①｜勾兑｜蒸＞［肛门］｜｜服药++｜坚持｜

聋人：我会坚持用药的。

医生：｜另外｜您｜平时｜吃｜辣－不许［忌辛辣］｜｜刺激－不许［忌刺激］｜｜多｜喝－水①｜｜多｜吃｜蔬菜｜｜水果｜可以｜｜还｜您｜坐－长［久坐］｜不能❷｜｜站－长［久站］｜不能❷｜｜蹲－长［久蹲］｜不能❷｜｜必要｜运动｜符合［适量］｜

聋人：多久才能治好呢？

医生：｜决定［确定］｜没有②｜｜首先｜用｜药｜看①++｜｜用｜药｜改变－不行❷｜｜考虑｜手术＞［左手］｜治疗｜

聋人：好的，谢谢医生，再见。

四、外科常用语句双语对照（2）

请将以下诊疗时常用语句译为手语，然后扫描二维码，对照参考译文。也可提出自己的译法。

1. 这种情况是由于脑部的血管堵塞导致大脑缺血缺氧，从而引发的。

｜这｜情况｜是｜脑｜血管－堵++｜导致｜大－脑｜缺－血②｜缺－氧｜指＞［情况］｜发生｜

2.动脉粥样硬化常常伴发高血压、糖尿病、高脂血症等。

|动脉－黏－样子－硬－化［动脉粥样硬化］|常常|连|1-2-3-4|高－血②－压||糖尿病||高－脂肪－血②－病|等等|

3.先天性心脏病的发病率很高，危害性很大，目前只有手术才能达到治疗目的。

|先－天－性－心脏－病|发生－病－功率（二）|高||危害－性|大||目前|手术|治疗|能|指＞［治疗］|1［只有］|

4.肝胆疾病会引起恶心、干呕，特别是在吃油腻食物的时候患者的反应尤其剧烈。

|肝－胆－病|会|导致|恶心||干－呕||很②|显眼［特别］|是|吃|油①－物质②||患者|反应（一）++|更①|

5.急性肠炎绝大多数是饮食不洁或饮食不当所致。

|急－性－肠－炎|多|是|吃|东西②++|不－干净++|还++|吃|东西②++|乱|导致|

6.胆结石如不及时治疗有引起黄疸的可能，所以应该积极排石治疗。如果药物排石效果不理想的话，应该考虑手术切除。

|胆－硬－石头子儿（二）［胆结石］|如果|抓紧|时间|治疗|不||可能②|会|导致|黄①－疸||应该|多|清除++|硬－石头子儿（二）－清除++－治疗||如果|药++|清除++－石头子儿（二）|不能❷++||应该|考虑|手术|拿＞［左手］－石头子儿（二）|扔［肝部］＞［外］|

7.痔疮手术后，创口恢复要十天半个月，需要及时换药和消炎抗菌。

|痔疮|手术－回报［术后］||指＞［痔疮］|要|等|10天|15天|左右|恢复||需要①|时间|抓紧|换－药|还++|消灭－发炎－抵抗－细菌|

8. 如果疼痛剧烈，就需要输液抗炎治疗，非常剧烈的话就需要手术治疗。

|如果|疼痛②|剧烈||要|输液|抵抗－发炎－治疗||疼痛②|剧烈|厉害［一手五指张开，向内移动］||要|手术|治疗|

9. 术后根据病理结果决定是采用放射治疗、化学治疗，还是采用中医治疗。

|手术－回报［术后］|根据|病－理论|传真［结果］|决定|用|哪||指＞［左手食指］|放疗|治疗||指＞［左手中指］|化学|治疗||指＞［左手无名指］|中医|治疗|

10. 任何手术都是有风险的，至于风险多大，这与医生的技术、患者的身体素质及术后反应有关。

|手术|每个|危险①|幸亏|不幸|都|有||好不好|指＞［风险］|与|医生|技术||患者|全身－素质|还++|手术－回报［术后］|反应（一）++|有－关系|

第七章 妇产科

一、译前准备

妇产科学是临床医学的重要组成部分。在我国的医疗系统中，妇产科主要包括妇科、产科、计划生育科。妇科主要针对女性生殖器炎症、损伤和发育异常，以及女性生殖器肿瘤、女性生殖内分泌异常和其他特有疾病。产科主要针对在妊娠期、分娩期及产褥期全过程中孕产妇、胚胎及胎儿发生的正常生理和病理情况。计划生育科主要针对生育的调控情况，包括生育时期的选择、生育数量和间隔的控制及非意愿妊娠的预防和处理。

妇科的常见症状有阴道出血、白带异常、下腹疼痛、外阴瘙痒、下腹肿块。妇科医生需要通过各项体格检查和辅助检查对一些妇科症状做出早期预防、诊断和治疗。常见的体格检查有全身检查、腹部检查、妇科检查（注意此项内容为侵入性检查，一般禁止为未发生性关系的女性做此项检查）。辅助检查有阴道分泌物化验、抽血化验、腹部超声检查等。

产科医生可以通过产检为妊娠期女性提供一系列的医疗和护理建议，通过对孕妇和胎儿的定期监护，掌握健康情况，及早预防和发现并发症。医生在产检期间提供的正确的检查手段和医学建议可以保护产妇和胎儿的健康。

妇科检查由于检查部位特殊，很多情况下会使女性觉得不好意思。一般来说，妇科门诊要求男士止步，所以由女性手语译员陪同患者会更方便。此外，在陪伴聋人就医前，手语译员需要了解相关科室的基础知识，为聋人提供高质量的手语翻译服务。

二、实用对话传译

对话1　月经不调

★情景描述

聋人小韩月经不调。她约好手语译员一起到医院看病。

◎词汇与短语

请提前熟悉对话中的词汇与短语。

月经失调

功能失调性子宫出血

内分泌机制

激素六项

查明病因

具有暖宫功效的食物

◎对话传译练习

请扫描二维码，根据视频内容练习为医生和聋人患者进行双向传译；也可三人一组进行角色扮演，一人为医生，一人为聋人患者，一人为译员。

📖 对话文稿

聋人：|我|月经|来|2-星期|||一直|流血|结束|没有②||罕见
　　　［反常］|特别|

医生：根据您的叙述，我需要了解一下您之前的月经情况，以及这次出血的时间和量，还需要给您做体格检查和超声检查。

聋人：|好||我|记忆［记得］|以前|有|月经|一个月|回家②（一）
　　　［来］|1-2-3||现在［这次］|月经|流血量－小［很少］||
　　　颜色|红－黑暗（二）［发暗］|

医生：看了您的结果，诊断主要考虑是功能失调性子宫出血，也就是调节生
　　　殖的神经内分泌机制失调引起的异常子宫出血。

聋人：|原来如此|||是||我|最近|工作②|负担|有|1||连续|
　　　一周++|工作②++||压［压力］|大|

医生：嗯，工作之余要注意休息，好好调理，月经会恢复正常的。

聋人：|好++|

医生：另外，建议您来月经的第三天做个激素六项检查，再根据结果进行
　　　调养。

聋人：|指＞［检查］|好|复杂|好|麻烦||药|1-了［单纯］|不
　　　行❷（询问表情）|

医生：做这个检查是为了查明病因，根据病因进行调理更有针对性。

聋人：|好||平时|吃|我|注意①|什么（询问表情）|

医生：要均衡补充身体营养，平时多吃具有暖宫功效的食物。

聋人：|好||我|知道|

对话2　流产

★情景描述

聋人小林意外流产。她约好手语译员一起到医院看病。

◎词汇与短语

请提前熟悉对话中的词汇与短语。

　　阴道出血

　　超声检查

　　停止发育

清理子宫

引发妇科炎症

内分泌失调

外部环境影响

保持规律作息

防寒、保暖

◎对话传译练习

请扫描二维码，根据视频内容练习为医生和聋人患者进行双向传译；也可三人一组进行角色扮演，一人为医生，一人为聋人患者，一人为译员。

📖 对话文稿

聋人：|招呼||我|怀孕|3个月|多||但是①|前－几－天|我|腹（痛苦表情）|剧烈||阴道|有|流血||指＞［病］|什么（询问表情）|

医生：上一次产检是什么时候？

聋人：|差不多|以前|十－几－天||检查|文件①（二）［结果］|都|完全❷|正常［自然手语］|

医生：这种情况咱们先做超声检查，确定胎儿情况。

聋人：|好|

医生：非常可惜，孩子保不住了，这种情况需要引产。

聋人：|为什么（惊讶表情）||真①++|保护①－不行❷［保不住］（询问表情）|

医生：根据超声检查结果，胎儿已经停止发育。这种情况需要及时清理子宫，不然容易引起妇科炎症。

聋人：|我|难过||我－俩［夫妻］|一直|想|要|小孩儿||现在|怀孕|不|容易|

医生：您不必过分担心。恢复好的话，还是很有希望再怀上小孩的。

聋人：|为什么|会|流产（询问表情）|

医生：有很多原因可能导致流产，比如遗传、内分泌失调、外部环境影响等。

聋人：|人工流产|完了|以后|我|注意①|什么（询问表情）|

医生：您需要保持规律作息，注意防寒、保暖，避免重体力劳动，一个月之内不要同房。

聋人：|好|||谢谢|

对话3　宫外孕

★情景描述

聋人小赵有妊娠反应，而且阴道流血。她约好手语译员一起到医院看病。

◎词汇与短语

请提前熟悉对话中的词汇与短语。

　　妊娠反应

　　末次月经

　　HCG 检查

　　宫外孕

　　受精卵没有正常着床于子宫内

　　避孕措施

　　输卵管粘连

　　先天性输卵管狭窄

　　根据包块大小和血 HCG 水平来选择治疗方法

　　影响生育

◎对话传译练习

请扫描二维码,根据视频内容练习为医生和聋人患者进行双向传译;也可三人一组进行角色扮演,一人为医生,一人为聋人患者,一人为译员。

📖 对话文稿

聋人:|招呼|好||现在|我|年龄|32||不久-近[最近]|嗜睡|又|呕吐||月经|没有①|差不多|一个月|多||我|是不是|怀孕(疑问表情)|

医生:末次月经是一个多月前来的,是吧?做了HCG检查了吗?

聋人:|是++||我|做|完了++|

医生:根据末次月经时间和HCG检查结果,您已经怀孕6周了。您再做个超声检查,看看胎儿情况。

聋人:|好||立刻[马上]|去|

医生:根据超声检查结果,您是宫外孕,也就是受精卵没有正常着床于子宫内,而是停留在输卵管中。您这段时间是否有腹痛,阴道是否有出血?

聋人:|我|是|腹|疼痛①|好|了|等|又|疼痛①||招呼||阴道|流血|有||但是①|看①|月经|异常[不像]||子宫(二)-外-怀孕|会(疑问表情)||我|和|丈夫|俩|同房|避孕|都|完全❷|

医生:任何避孕措施都无法百分之百保证成功率。宫外孕一般是由妇科炎症诱发的输卵管粘连所致,也有一小部分患者是由先天性输卵管狭窄所致。

聋人:|我|怎么办|

医生:治疗方法有药物治疗和手术治疗。我们需要根据包块大小和血HCG水平来选择治疗方法。

聋人:|我|现在|情况|要|怎么(一)|治疗(询问表情)|

医生:您的血HCG水平过高了,我还是建议尽早手术。

聋人：｜手术｜完了［以后］｜会｜导致｜我｜生育②｜不行❷（询问表情）｜

医生：宫外孕手术术后一般需要一年到两年才能再次怀孕。您好好调理，还是有希望再次怀孕的。

聋人：｜好｜｜我｜拍 ++>［胸，表示放心］｜

三、参考译文

对话1 月经不调

请扫描二维码，观看参考译文。也可提出自己的译法。

聋人：我月经来了两周，一直停不下来，特别反常。

医生：｜根据｜您｜情况｜｜我｜需要①｜了解①｜您｜以前｜月经｜情况｜｜还 ++［以及］｜月经｜日期｜｜流血量｜您｜还｜做｜一些②｜全身－检查［体检］｜｜超－声音－B超（二）｜

聋人：好的。我记得之前有一次三十几天来了三次月经。这次月经出血量很少，颜色也发暗。

医生：｜浏览［看结果］｜｜您｜诊断｜是｜功能－调理（一）－不行❷－子宫②（二）－流血［功能失调性子宫出血］｜｜指>［病］｜是｜调理（一）｜生育②｜神经｜内分泌｜过程｜调理（一）－不行❷［失调］｜导致｜子宫②（二）｜流血｜异常｜

聋人：原来是这样啊。确实，我最近在跟一个项目，连续几周加班，压力也很大。

医生：｜您｜工作②｜完成｜要｜注意①｜休息｜｜调理（一）－好｜｜月经｜会｜恢复｜顺利［正常］｜

聋人：好的。

医生：｜还 ++［另外］｜｜建议｜您｜月经｜来｜第三天｜检查｜激素｜

6-项目（二）| | 根据 | 指>［结果］| 调理（一）-喂养① |

聋人：您说的这个检查真复杂，也好麻烦呀！单靠吃药不行吗？

医生：| 做 | 这 | 检查 | 目的 | 病-情况［病因］| 证据②［查明］| 指>［右手，表示病因］| | 根据 | 指>［病］| 病-情况［病因］| 调理 | 针对 | 标准 |

聋人：好吧。平时的饮食方面我需要注意什么吗？

医生：| 补++ | 全身［身体］| 营养 | 平衡［均衡］| 需要① | | 平时 | 子宫②（二）-暖 | 功能（一）-有效②（二）| 食物 | 多 | 吃 |

聋人：好的，我知道了。

对话2　流产

请扫描二维码，观看参考译文。也可提出自己的译法。

聋人：医生，我怀孕3个多月了，但是前几天开始腹痛，阴道还有出血。这是怎么回事呢？

医生：| 以前-上［上一次］| 生育②-检查［产检］| 什么 | 时候（询问表情）|

聋人：十几天前。检查结果都挺正常的。

医生：| 这 | 情况 | 首先 | 超-声音-检查 | | 胚胎 | 情况 | 决定 |

聋人：好的。

医生：| 损失［可惜］| | 胚胎 | 保护①-不行❷［保不住］| | 这 | 情况 | 人工流产 | 要 |

聋人：为什么？真的保不住吗？

医生：| 超-声音-检查 | 浏览［结果］| 指>［结果］| | 您 | 胚胎 | 发育（一）-不听话［停止发育］| | 这 | 情况 | 子宫（二）| 快［及时］| 清洁［清理］++ | | 顽固②［否则］| 容易 | 导致 | 妇科-发炎-病［炎症］|

聋人：真难受！我们一直很想要孩子，好不容易才怀上的。

医生：|您|后顾之忧（二）[过分担心]|不||如果|恢复|完全❷||再|怀孕|有|希望|

聋人：嗯。那为什么会流产呢？

医生：|有|多|因素|可能②|导致|流产||比如|遗传||内分泌|异常||外－转[外部环境]|影响|等等|

聋人：引产后我还需要注意什么吗？

医生：|您|做－休息|要|保持|规律||注意①|防－寒冷||保暖||体－力|劳动|很①[重]|不||一个月|内|同房|不|

聋人：好的，谢谢您。

对话3　宫外孕

请扫描二维码，观看参考译文。也可提出自己的译法。

聋人：大夫，我今年32岁，最近有嗜睡、呕吐的反应，月经也停了1个多月，我是不是怀孕了？

医生：|以前－上[上一次]|月经|结束|一个月|多|以前|是（询问表情）||HCG-检查|完了（询问表情）|

聋人：嗯，做了。

医生：|您|月经|最近－结束[末次]||指＞[HCG检查]|HCG|对照[根据]||您|怀孕|6－星期||您|再|做|超－声音－检查||看①++|胚胎|情况|

聋人：好的，马上去。

医生：|超－声音－检查|浏览|指＞[检查结果]||您|是|子宫（二）－外－怀孕||受精①|子宫（二）|指＞[子宫]|没有②||是|输卵管|指＞[输卵管]||这|段|时间|腹|疼痛①|是（询问表情）||阴道|流血|有（询问表情）|

聋人：嗯，腹部有的时候会一阵一阵疼。阴道有出血，但不像是月经。为什么会发生宫外孕呢？我和丈夫同房都做了避孕措施的。

医生：｜避孕｜等等｜办法｜段［向上移动，表示百分之百］｜完全❷｜不行❷｜｜子宫（二）－外－怀孕｜一般｜是｜妇科－发炎－病［炎症］｜发生｜输卵管｜黏＞［左手］｜导致｜｜有｜一半［部分］｜病－人｜是｜先－天－性｜输卵管｜细｜导致｜

聋人：那我该怎么办？

医生：｜治疗－办法｜2｜指＞［左手食指］｜吃药｜｜指＞［左手中指］｜手术｜｜我们｜根据｜指＞［左侧］｜大－小＞［子宫］｜和｜指＞［右侧］｜血－HCG｜水平｜来｜挑选［选择］｜治疗－办法｜

聋人：我现在的情况要怎么治疗呢？

医生：｜您｜血HCG-水平｜高｜｜建议｜快［尽早］｜手术｜

聋人：那做手术会影响以后生育吗？

医生：｜子宫（二）－外－怀孕｜手术｜完了｜1-2｜以后｜再｜怀孕｜可以｜｜您｜好++｜调理（一）｜｜再｜怀孕｜有｜希望｜

聋人：好的，那我就放心了。

四、妇产科常用语句双语对照

请将以下诊疗时常用语句译为手语，然后扫描二维码，对照参考译文。也可提出自己的译法。

1. 不洁性行为、不良的个人卫生习惯等可能诱发妇科炎症。

｜同房｜下流①｜全身｜浑浊（二）｜｜个－人｜卫生｜习惯｜浑浊（二）｜等等｜可能②｜导致｜妇科－发炎－病［炎症］｜

2. 如果两个多月还是没胎芽，那么就要考虑是胚胎停育，可能需要人工流产。

｜如果｜2个月｜胎儿－出芽｜没有①｜｜指＞［对方］｜考虑｜胎儿｜发育①｜不行❷｜｜需要①｜人－工－流产｜

3. 怀孕时间通常是从最后一次月经来的第一天算起的，孕 280 天就是预产期。

｜怀孕｜时间｜是｜最近｜接近［临近］｜月经｜回家②（一）｜一天｜计算｜开始｜排队［左］＞［右］［经历］｜280－天｜指＞［时间］｜期间｜是｜提前①－生育②－期间｜

4. 怀孕 49 天之内是可以进行药物流产的，若长于这个时间需要做人工流产手术。

｜怀孕｜49－天｜期间｜可以｜服药｜流产｜｜如果｜超｜要｜人工流产｜手术｜

5. 注意阴道的卫生，尽量每天用清水擦洗外阴，不要随便乱用洗液。

｜注意①｜女－阴道［双手拇指、食指仿阴道外形］｜卫生｜｜每天｜新②－水①｜洗［左手伸拇指、小指］｜阴道［双手拇指、食指仿阴道外形］｜｜随便①｜湿［液体］－洗［左手伸拇指、小指］｜不｜

6. 这种情况是产后体内雌激素水平上升及精神压力过大等所致。

｜这｜情况｜是｜生育②－以后｜全身｜雌－激素｜水平｜升｜还++｜精神｜压－力｜大｜明显②｜等等｜导致｜

7. 如果有阴道出血的情况，必须及时去医院进行检查，以防自然流产的情况出现。

｜如果｜阴道［双手拇指、食指仿阴道外形］｜流血｜血②｜有｜｜立刻｜抓紧｜去｜医院（一）｜检查｜｜防止｜疏松［自然］｜流产｜

8. 预防妇科疾病首先要确保性生活安全且规律。

｜预防｜妇科－病｜首先｜要｜标准－决定［确保］｜下流①｜同房｜安全｜还［且］｜规律｜

9.月经不调的病因有很多,建议根据激素六项和影像学检查结果仔细分析。

|月经|规律[左右移动,表示不规律]|病－因素|多||建议|根据|激素|6－制度❷(二)|还++|照像－成像[影像]|检查|传真[结果]|再|仔细|研究|

10.把生姜切碎,加水,再放入红糖,煮开即可饮用,有温暖子宫的作用。

|姜|切[双手]|粉碎❷||勾兑－水①||再|放|红－糖||沸腾[开水]|完成|汤药(一)[饮用]|可以||指＞[子宫]|子宫②(二)－暖－保护①|用++|

第八章 儿科

一、译前准备

儿科学是全面研究儿童身心发育、保健及疾病防治的综合医学学科。主要科室包括新生儿科、小儿内科、小儿外科、小儿肛肠科、小儿骨科、小儿耳鼻喉科、小儿口腔科等。儿科在专门的儿科医院划分为以上详细的科室，在部分综合医院统一为儿科。

儿科常见的疾病包括小儿肺炎、感冒、腹泻、厌食症等。儿童由于发育尚不完全，抵抗力往往不如成年人，常常会患上感冒、发烧之类的疾病。有些家长会自行给孩子服用药物，但药物的使用有许多禁忌事项，家长如果不了解，就可能会对孩子造成不必要的伤害。例如，擅自给儿童服用成人药品，重叠使用同一疗效的药品，药品搭配使用不当，药品剂量使用不当。这些不合理使用药品的行为都可能会给儿童的身心造成严重影响。因此，家长在察觉孩子存在身体不适的情况时，需要及时到医院向医生咨询。

此外，由于婴幼儿不能说话或不能准确表达自己的病痛，中医也称儿科为"哑科"，因此，儿科的问诊很重要，医生应注意语言的通俗性。医生在问诊过程中会详细地询问患儿的病情和家庭情况等，手语译员要做好充足的准备，保证信息的传达正确无误。儿科的患者身份相对特殊，手语译员要多一分耐心和理解。

二、实用对话传译

对话1　小儿腹泻

★情景描述

聋人小陈的孩子今年2岁，腹泻了2天。他约好手语译员一起到医院看病。

◎词汇与短语

请提前熟悉对话中的词汇与短语。

　　拉稀

　　粪便常规

　　饮食不当引起消化不良而导致腹泻

　　肠道功能没发育完全

　　身体抵抗力弱

　　生冷食物

　　胃肠道感染

　　静脉输液

　　半流质食物

◎对话传译练习

请扫描二维码，根据视频内容练习为医生和聋人患者进行双向传译；也可三人一组进行角色扮演，一人为医生，一人为聋人患者，一人为译员。

📖 对话文稿

聋人：|招呼||我|宝宝|年龄|2||以前-几天|开始|拉肚子（二）|7-8||指>［病］|怎么办|

医生：根据孩子的粪便常规检查报告，他很有可能是饮食不当引起的消化不良而导致的腹泻。

聋人：｜消化｜坏［不良］（疑问表情）｜｜指＞［病］｜腹泻（二）｜几天｜什么｜会（询问表情）｜

医生：最近您给孩子吃了什么不易消化的东西吗？

聋人：｜印象｜没有②｜

医生：那有没有给孩子吃过油腻或生冷的食物呢？

聋人：｜以前－几天｜我｜小孩儿｜一起＞［饭馆］｜指＞［饭馆］｜日本②｜吃｜寿司［模仿做寿司动作］｜｜我｜小孩儿｜不听话－很①［闹得厉害］｜｜怎么（二）［没办法］｜｜我｜给＞［孩子］｜寿司｜1｜吃｜1｜

医生：孩子的肠道功能还没发育完全，尽量不要进食生冷的食物。而且他们的身体抵抗力也较弱，如果吃了生的食物极易引起胃肠道感染，导致腹泻和呕吐。

聋人：｜好｜｜我｜以后｜注意①｜｜现在｜怎么办｜

医生：一定注意不要让孩子脱水，可以通过口服补液或静脉输液补充水分。

聋人：｜吃药｜需要①（询问表情）｜

医生：先不用吃药，可以补充水分，吃营养丰富的流质或半流质食物进行食补。

聋人：｜吃药｜不｜｜腹泻｜制止｜能++（询问表情）｜

医生：在保证孩子不脱水的前提下，给予适当的饮食，即使腹泻次数较多，病情也会逐渐好转。

聋人：｜好｜｜谢谢｜

对话2 小儿肺炎

★情景描述

聋人小孙的孩子咳嗽不止，伴着发热。他约好手语译员一起到医院看病。

◎词汇与短语

请提前熟悉对话中的词汇与短语。

　　发烧可拖不得

　　血常规检查

　　检查C反应蛋白和降钙素原的情况

　　小儿肺炎

　　常见的呼吸系统疾病

　　消炎药

　　退烧药

　　化痰止咳

　　营养均衡

　　保持呼吸道通畅

　　清理口腔、鼻腔中的分泌物

◎对话传译练习

请扫描二维码，根据视频内容练习为医生和聋人患者进行双向传译；也可三人一组进行角色扮演，一人为医生，一人为聋人患者，一人为译员。

📖 对话文稿

聋人：｜指＞［孩子］｜小孩儿｜两天｜咳嗽｜坏［从上向下移动，表示一直不好］｜｜咳嗽｜脸红［一手伸拇指、食指，由下巴移到额头，表示憋红脸］｜｜晚上｜睡觉｜咳嗽｜折腾｜

医生：他的体温正常吗？

聋人：｜他｜一直｜发烧｜少［有点］｜｜昨天｜晚上｜体温计（一）｜39｜｜我｜今天｜快［赶紧］｜抱＞［医院］｜指＞［医院］｜

医生：孩子发烧可拖不得，应该尽早治疗。

聋人：｜他｜以前｜感冒｜屡次｜｜等一一会儿［没多久］｜完全❷［好

了］｜｜没想到｜现在［这次］｜明显②｜严重｜

医生：您先带孩子做个血常规检查，还要查一下C反应蛋白和降钙素原的情况。

聋人：｜好｜

医生：我看了一下检查结果，基本可以判定您孩子是得了小儿肺炎。

聋人：｜肺炎（询问表情）｜｜严重｜是++（疑问表情）｜｜怎么办｜

医生：您先别着急，小儿肺炎是常见的呼吸系统疾病，通常是由细菌和病毒引起的。只要及时发现、有效治疗，孩子很快就能恢复健康。

聋人：｜好｜｜知道｜

医生：我先给孩子开消炎药，联合退烧药和化痰止咳的药物一起服用。

聋人：｜我｜需要①｜做｜什么（询问表情）｜

医生：治疗期间要注意孩子的营养均衡，始终保持孩子呼吸道的畅通，并及时清理口腔、鼻腔中的分泌物。

聋人：｜好｜｜记住｜｜谢谢｜

对话3　手足口病

★情景描述

聋人小杨的孩子得了手足口病。她约好手语译员一起到医院看病。

◎词汇与短语

请提前熟悉对话中的词汇与短语。

起了疹子

手足口病流行的季节

抗病毒药物

自愈

人群聚集、空气流通差的公共场所

保持家庭环境卫生

保持通风

对衣物进行晾晒或消毒

◎对话传译练习

请扫描二维码，根据视频内容练习为医生和聋人患者进行双向传译；也可三人一组进行角色扮演，一人为医生，一人为聋人患者，一人为译员。

📖 对话文稿

聋人：｜我－家｜小孩儿｜年龄｜4｜｜以前－几天｜发烧｜｜咳嗽｜小－有［有点］｜｜手｜｜脚①｜｜舌｜发生［起了］｜红｜湿疹（二）｜｜您｜看①++｜

医生：我看看。这是得了手足口病。

聋人：｜为什么｜发生［患上］｜病｜指＞［病］｜能（疑问表情）｜

医生：现在正是手足口病流行的季节，您孩子可能是被传染了。

聋人：｜我－家｜小孩儿｜情况｜好不好（询问表情）｜｜严－重❶｜会++（疑问表情）｜

医生：您不用担心，孩子患的是普通型，服用抗病毒药物，一般一周左右就能自愈。

聋人：｜我｜需要①｜做｜什么（询问表情）｜

医生：这个病具有传染性。在孩子恢复前，尽量不要带他到人群聚集、空气流通差的公共场所。

聋人：｜好｜｜我｜明白｜｜还｜注意①｜什么（询问表情）｜

医生：注意保持家里的环境卫生，保持通风，要及时对孩子的衣物进行晾晒或消毒。

聋人：｜小孩儿｜舌｜发生｜湿疹（二）｜多｜｜平常｜菜++｜吃++｜能（询问表情）｜

医生：饮食宜清淡、无刺激性，忌食辛辣及鱼、虾、肉类等食物。给孩子吃的食物温度不宜过高。

聋人：｜好｜｜我｜记住｜｜谢谢｜

三、参考译文

对话1　小儿腹泻

请扫描二维码，观看参考译文。也可提出自己的译法。

聋人：大夫，我的宝宝2岁了，从前几天开始拉稀，每天7~8次。这怎么办？

医生：｜小孩儿｜大便－常规－检查｜浏览｜｜这｜可能②｜吃－不符合［饮食不当］｜消化－坏［消化不良］｜导致＞［腹部］｜腹泻｜

聋人：消化不良吗？怎么会腹泻这么多天呢？

医生：｜最近｜消化－困难①［不易消化］｜东西②｜给｜小孩儿｜吃｜有（询问表情）｜

聋人：我印象里没有。

医生：｜油①－很①［油腻］｜或者｜生育①－凉｜食物｜给｜小孩儿｜吃｜有（询问表情）｜

聋人：哦，前几天我们带孩子去吃日式寿司，孩子闹得厉害，没办法，就给他吃了一个。

医生：｜小孩儿｜肠－功能｜发育（一）｜完全❷｜没有②｜｜吃｜生育①－凉｜东西②｜给｜小孩儿｜不｜｜又［而且］｜他们｜身体－抵抗－力｜弱｜｜如果｜吃｜生育①｜容易｜导致｜胃－肠－感染❶｜｜导致＞［腹部］｜腹泻｜｜呕吐｜

聋人：好的，我以后注意。那现在怎么办？

医生：|注意①|小孩儿|水①-减少［左手伸拇指、小指，指脱水］|不||可以|喝|补++［补液］|或者|静脉|输液|水①|补++|

聋人：需要吃药吗？

医生：|吃药|没必要［不用］||水①［水分］|补++|可以||吃|营养|富［丰富］|流行-质量［流质］|或者|半-流行-质量［半流质］|食物|补++|

聋人：不吃药的话，腹泻能止住吗？

医生：|保证|小孩儿|水①-减少［左手伸拇指、小指，指脱水］|没有②|指＞［不脱水］||吃-喝|适当||腹泻|屡次||病-情况|逐渐①|好转|会|

聋人：好的，谢谢您！

对话2　小儿肺炎

请扫描二维码，观看参考译文。也可提出自己的译法。

聋人：我家孩子这两天咳嗽总是不好，脸憋得通红，晚上也睡不好。

医生：|他|体温计（一）|正常（询问表情）|

聋人：他一直有点低烧，昨天晚上烧到39℃。我今天赶紧带孩子来医院看看。

医生：|小孩儿|发烧|拖拉-不［拖不得］||快［尽早］|治疗|

聋人：这孩子以前也总感冒，过不了多久自己就好了。我没想到这次会这么严重。

医生：|您|小孩儿|带❷|血常规检查||还|C-反应-蛋白||降-钙-素-原|情况|检查|

聋人：嗯，好的。

医生：|检查|结果|浏览||分析-决定［判定］|您|小孩儿|是|小孩儿-肺炎|

聋人：肺炎啊！是不是很严重？那怎么办？

医生：｜您｜着急｜不｜｜小孩儿－肺炎｜指＞［病］｜呼吸－系统－病｜常常－看①［常见］｜｜指＞病｜细菌｜病毒｜导致｜｜只要①｜发现❶｜快［及时］｜｜治疗｜有效②（二）－好｜｜小孩儿｜康复｜快｜能＋＋｜

聋人：好的，我知道了。

医生：｜我｜写［开药］｜给＞［对方］｜消灭－发炎－药｜｜退①－发烧－药｜｜清除－痰－制止－咳嗽［化痰止咳］－药｜指＞［左边］＞［右边，表示这些药］｜包括［一起］｜服药｜

聋人：我需要做什么？

医生：｜治疗｜期间｜注意①｜小孩儿｜营养｜平衡［均衡］｜｜始终｜保护①｜小孩儿｜呼吸｜顺利［畅通］｜｜又｜口－鼻｜内｜黏－东西②［分泌物］｜快［及时］｜清除［清理］＋＋｜

聋人：好的，我记住了，谢谢您。

对话3　手足口病

请扫描二维码，观看参考译文。也可提出自己的译法。

聋人：大夫，我家小孩今年4岁，前几天有点发热、咳嗽，手上、脚上，还有嘴里都起了红色的疹子，您看。

医生：｜我｜看①＋＋｜｜指＞［病］｜是｜手－脚①－口－病｜

聋人：为什么会患上这个病呢？

医生：｜现在｜是｜手－脚①－口－病｜流行｜季－针对［正是……的季节］｜｜您｜小孩儿｜可能②｜指＞［病］｜传染❷｜

聋人：那我家小孩情况怎么样？会不会很严重啊？

医生：｜您｜后顾之忧（二）｜不｜｜小孩儿｜病｜是｜普通＋＋｜｜抵抗－病毒｜服药＋＋｜｜一般｜一周｜左－右｜可以｜自己－恢复［自愈］｜

聋人：我需要做什么呢？

医生：|指>［病］|病|传染❶|容易||指>［孩子］|小孩儿|恢复|提前①［之前］||带❶|到|人－集体++－很①［人群聚集］||憋闷［空气］|川流不息①［流通］|憋闷|川流不息①++|坏［差］|公－共－广场|不|

聋人：好，明白了。还有什么需要注意的吗？

医生：|注意①|一直［保持］|家－里|社会①［环境］|卫生||川流不息①［通风］++|要|一直［保持］++||时间－抓紧［及时］|衣服－等等－什么|晒|消毒|

聋人：孩子的嘴里也起了不少疹子，平常的饭菜还能吃吗？

医生：|吃|最②－好|淡［口部］>［外］||刺激|不||不能❷|吃|辣||鱼||虾||肉|等等|食物|给|小孩儿|吃|烫|不|

聋人：好的，我记住了，谢谢您。

四、儿科常用语句双语对照

请将以下诊疗时常用语句译为手语，然后扫描二维码，对照参考译文。也可提出自己的译法。

1. 发热对人体有利也有害。发热时人体免疫功能明显增强，这有利于清除病原体。

|发烧［发热］|对待|人－全身［人体］|优点［有利］|缺点［有害］|都|有||发烧［发热］|时候|人－全身［人体］|免疫－功能|增强||这|优点［有利于］|清除++|病－根源（二）－物质②［病原体］|

2. 一般情况下发热是一种防御性反应。如果体温在38.5℃以下，可不用退烧药治疗。

｜普通［一般］｜情况｜发烧［发热］｜是｜防止［防御］-反应｜｜如果｜体-温度计②（二）｜38.5｜低［右手掌心向下移动，表示以下］｜｜头-缓和❶［退烧］-药｜治疗｜没必要［不用］｜

3. 儿童接种疫苗后产生的不良反应，一般持续 1~2 天就会好转。

｜儿童｜疫苗｜回报［以后］｜全身｜不舒服｜｜您｜等++｜1 天 -2 天｜缓和❶-好［好转］｜会++｜

4. 手足口病四季都可能发病，但以夏秋季节患病人数最多，任何年龄均可发病。

｜手-脚①-口-病｜四季｜发生-病｜会++｜｜但是②｜夏①-秋②｜两季++｜发生-病｜最①｜｜年龄｜小-青-老｜都｜会｜发生-病｜

5. 建议多给孩子喝水，孩子要尽量少食多餐，可以吃点助消化的药调节肠胃功能。

｜建议｜给＞［孩子］｜儿童｜喝++-水①｜多｜｜吃｜位置＞［自己］++［少食多餐］｜｜服药｜帮助-消化-药｜混合［调节］｜肠-胃-功能｜可以｜

6. 秋季孩子很容易腹泻，除了注意孩子的饮食，还可以在医生的指导下备一些口服液。

｜秋②-季＞［左手无名指］｜指＞［孩子］｜儿童｜腹泻｜容易｜｜注意①｜儿童｜吃｜绚丽多彩（三）｜除了｜｜还｜可以｜医生｜指导｜下｜试管（二）-湿［口服液］｜喝++｜爽［准备好］｜

7. 添加辅食要遵循从一种到多种，从稀到稠，从少到多的原则，不可操之过急。

｜给＞［婴儿］｜婴儿｜补++｜副-食｜要｜遵照｜给-1-逐渐①-种类（一）｜｜淡［口部］＞外-逐渐①-稠（二）｜｜给-小-逐渐①-批发（二）［多］｜｜着急｜投入❶｜不｜

8. 如果是母乳喂养，妈妈应注意不要吃易引起过敏的食物，也最好别吃辣椒等刺激性食品。

｜如果｜吸++>［乳房］－吸吮｜喂养①｜｜妈妈｜注意①｜容易｜过敏②｜东西②｜吃｜不许｜｜辣｜刺激｜东西②｜最②－好｜吃｜不许｜

9. 儿童便秘一般和饮水过少、喝奶过多、肠功能低下有关系。

｜儿童｜大便－不听话［便秘］｜喝－水①｜小｜｜吸吮｜多｜｜肠－功能｜不够++｜有－关系｜

10. 体重、身高最能直观地反映孩子生长发育的情况。

｜全身－重❶｜｜身体－高｜最②－能｜直接－看①［直观］｜清楚｜儿童｜生长｜发育（一）｜情况｜

第九章 耳鼻喉科

一、译前准备

耳鼻喉科是以诊疗耳、鼻、咽、喉、气管和食管等器官的疾病为主要医疗任务的临床科室。之前耳鼻喉科加上眼科,总称为五官科。而随着医学的发展,各个学科的划分更加具体。现在大多数的县(区)级医院把眼科独立设科,五官科这个叫法逐渐成为历史,但如果目标医院没有单独设置耳鼻喉科,前往五官科也可以得到相应治疗。

常见的耳部疾病有中耳炎、耳鸣、外耳炎、耳聋(听力障碍)、鼓膜穿孔、鼓膜修补;鼻部疾病有鼻炎、鼻窦炎、鼻息肉;咽喉疾病有喉炎、咽炎、扁桃体炎、声带息肉。除此之外,耳鼻喉科相关疾病还有睡眠呼吸暂停综合征(常表现为打鼾)、支气管炎、哮喘、头痛、眩晕、失眠、面神经痛等。耳鼻喉检查通常会进行耳部、鼻部和咽部检查,同时,也可能借助血常规、CT、X线检查等进一步明确病因。

耳鼻喉科的治疗手段除药物治疗外,还有手术治疗。随着微创技术的发展,快速治愈各类耳鼻喉慢性疾病成为科室的新趋势。现如今,投入使用的国内外尖端设备可治疗鼻炎、鼻息肉、咽炎、喉炎、扁桃体炎、耳鸣、中耳炎等几乎所有耳鼻喉科疾病,甚至可替代九成以上的耳鼻喉科开放手术。这样不仅大大减轻了患者的痛苦,还能使患者得到更好、更安全、更有效的治疗。

二、实用对话传译

对话1　外耳道炎

★情景描述

聋人小邱耳痛剧烈，局部流脓。她约好手语译员一起到医院看病。

◎词汇与短语

请提前熟悉对话中的词汇与短语。

不良症状

黄色分泌物

外耳道炎

频繁掏耳朵，损伤皮肤，导致细菌滋生

外用药

消炎、消肿

保持外耳道干燥

避免皮肤损伤

◎对话传译练习

请扫描二维码，根据视频内容练习为医生和聋人患者进行双向传译；也可三人一组进行角色扮演，一人为医生，一人为聋人患者，一人为译员。

📖 对话文稿

聋人：｜我｜以前－几天｜挖＞［耳］｜完了｜｜耳｜疼痛②｜剧烈｜｜但是②｜我｜力［用力］｜耳｜挖＞［左手虎口，指耳孔］｜没有②｜｜现在｜耳｜疼痛②｜

医生：您经常掏耳朵吗？用什么掏？

聋人：｜是++｜｜我｜2天-3天｜棉花（一）-搽［棉签］｜挖++＞［耳］｜

医生：您这掏得过于频繁了。那除了耳朵疼，您还有其他不良症状吗？

聋人：｜还-有｜耳｜黏＞［从耳部向下，表示流出］｜黄①-黏++［黄色分泌物］｜

医生：初步诊断，您这是患了外耳道炎。

聋人：｜会-不（疑问表情）｜｜我｜平时｜好［向下移动，表示一向如此］｜耳｜干净++｜｜为什么｜发生｜耳-发炎-病［炎症］｜

医生：频繁掏耳朵，损伤了皮肤，导致细菌滋生也会引起外耳道炎。

聋人：｜挖++＞［耳］｜导致＞［己方］｜耳-发炎-病［炎症］｜疼痛②｜剧烈（疑问表情）｜

医生：对，有时由急性外耳道炎产生的痛感可引起全身不适，甚至发热。

聋人：｜好｜｜以后［南方手语］｜注意①｜

医生：您的外耳道有红肿，我给您开些外用药，在外耳道处敷用，可以消炎、消肿。

聋人：｜好｜｜我｜还｜注意①｜什么（询问表情）｜

医生：注意纠正掏耳朵的习惯，尽量不要用棉签掏耳朵。另外，洗头、洗澡后应及时把耳朵擦拭干净，这段时间也最好不要去游泳了。总之，保持外耳道干燥，避免皮肤损伤。

聋人：｜我｜记住｜｜谢谢｜

对话2 慢性鼻炎

★情景描述

聋人小苏患了慢性鼻炎，病情持续恶化。她约好手语译员一起到医院看病。

◎词汇与短语

请提前熟悉对话中的词汇与短语。

  慢性鼻炎

  针对病因进行治疗

  药物过敏

  雾化

  减轻鼻炎症状

  将药物分散成微小的雾滴

  补充维生素C

  提高抵抗力

◎对话传译练习

请扫描二维码，根据视频内容练习为医生和聋人患者进行双向传译；也可三人一组进行角色扮演，一人为医生，一人为聋人患者，一人为译员。

📖 对话文稿

聋人：|招呼||以前|我|鼻－塞|还－有|鼻涕||现在|更①||每天|呼吸|不行❷||严重|时候|头－疼痛①|

医生：估计是患了慢性鼻炎。

聋人：|慢②－性－鼻－发炎|要|什么|治疗（询问表情）|

医生：找出病因，先针对病因进行治疗，加上锻炼身体，提高抵抗力。您之前对什么药物过敏吗？

聋人：|以前|从来|没有②|

医生：那我给您开点药，记得饭后服用。

聋人：|鼻－发炎|有|难受|安［忍受］|不行❷||哪|药|好|发源地（一）［快］|

医生：慢性鼻炎的治疗是比较困难的，给您开的药可以缓解症状。另外，建议您做雾化试试，可以减轻鼻炎症状。

聋人：|吸气［左手仿雾化面罩形状］|什么（询问表情）||哪里|做（询问表情）|

医生：在医院就可以做。雾化疗法就是将药物分散成微小的雾滴，让您吸入呼吸道及肺内，以达到治疗疾病、改善症状的目的。

聋人：|我|平时|要|注意①|什么（询问表情）|

医生：饮食还是要清淡。您还可以补充维生素C，帮助提高抵抗力。

聋人：|好||谢谢|

对话3　扁桃体炎

★情景描述

聋人小刘嗓子疼，伴有发热症状。她约好手语译员一起到医院看病。

◎词汇与短语

请提前熟悉对话中的词汇与短语。

咽部

呼吸不畅

急性扁桃体炎

慢性

富含维生素和蛋白质的食物

保持口腔清洁

◎对话传译练习

请扫描二维码，根据视频内容练习为医生和聋人患者进行双向传译；也可三人一组进行角色扮演，一人为医生，一人为聋人患者，一人为译员。

对话文稿

聋人：｜以前－几－天｜冷｜｜我｜感冒++｜服药｜我｜没有②｜｜喉｜疼痛②｜一直｜

医生：吞咽的时候疼痛感会加剧吗？体温是否正常？

聋人：｜吃++｜喉｜疼痛②｜剧烈｜｜我｜现在｜粥｜｜淡｜｜另外｜我｜吃｜不行❷｜｜现在－几天［这几天］｜发烧｜小－有［有点］｜

医生：请您张开嘴，我看看您咽部的情况。

聋人：｜好｜［张口］｜

医生：红肿比较明显啊。您会有呼吸不畅或消化不良的情况吗？

聋人：｜没有②｜｜但｜吃｜咽｜不行❷｜

医生：您这是急性扁桃体炎，还好发现得早，没有发展成慢性扁桃体炎。急性期的治疗还是比较简单，好得比较快。

聋人：｜我｜想｜等｜拖拉－推迟（二）［拖一拖］｜｜自己｜缓和❶－好｜｜我｜平时｜感冒｜我｜服药｜不喜欢｜｜自己｜缓和❶－好｜

医生：还是建议您早发现、早治疗。我给您开了口服药物，记得饭后服用。

聋人：｜服药｜期间｜硬｜东西①｜咬［吃］｜我｜可以（询问表情）｜｜我｜粥｜｜淡｜屡次｜闻－完了［闻腻了］｜

医生：在症状缓解前，我还是建议您进流食或半流质食物，多吃富含维生素和蛋白质的食物，同时保持口腔清洁，可以用盐水漱口。

聋人：｜我｜记住｜｜谢谢｜

三、参考译文

对话1 外耳道炎

请扫描二维码，观看参考译文。也可提出自己的译法。

聋人：我前几天掏完耳朵后，耳朵疼得厉害，可是我没有很用力掏。现在耳朵还疼。

医生：|您|常常|挖＞［耳］|是（询问表情）|||用|什么|挖＞［耳］（询问表情）|

聋人：对，隔两三天我就会用棉签掏一掏。

医生：|您|挖＞［耳］|多［过于］|频繁||耳|疼痛②|此外||不舒服|还－有（询问表情）|

聋人：耳朵里还流出一些黄色的分泌物。

医生：|初++|诊断||这|是|发生|外耳道－发炎|

聋人：不会吧？我平常是注意清洁耳朵的，为什么还会引发炎症呢？

医生：|挖＞［耳］|频繁||耳|里面|指＞［左手，指耳道］|皮肤|指＞［左手］|破［损伤］||导致＞［己方］|细菌|感染❶＞［左手］|一样［也］|会|发生|外耳道－发炎|

聋人：掏耳朵引发的炎症也会疼得这么厉害吗？

医生：|是［对］||有－时候|急－性|外耳道－发炎|发生［产生］|疼痛②|会|导致|全身|不舒服||发烧|

聋人：好吧，那我以后得注意了。

医生：|您|外耳道|红|指＞［左手］|浮肿|有||我|给＞［对方］|文件①（二）－写［开药］||指＞［药］|药|外耳道|贴|指＞［左手］|发炎|浮肿|缓和❶|可以|

聋人：好。我还有什么需要注意的吗？

医生：|挖＞［耳］|习惯|注意①|改变［纠正］||棉花（一）－搭［棉签］|挖＞［耳］|不||洗头||洗澡|完了|时间－抓紧［及时］|耳|擦＞［耳］|干净||几天－期间［这段时间］|最②－好|去|游泳|不||说－简练［总之］||一直|外耳道|干++||避免|皮肤|破++［损伤］|

聋人：嗯，我记住了，谢谢您。

对话2　慢性鼻炎

请扫描二维码，观看参考译文。也可提出自己的译法。

聋人：大夫，我之前总是鼻塞，流鼻涕，现在更严重了。每天鼻子都不通气，严重的时候还头痛。

医生：｜估计｜您｜是｜慢②－性－鼻－发炎｜

聋人：慢性鼻炎要怎么治疗啊？

医生：｜病－因素｜找｜证据②［病因］｜｜针对｜治疗｜｜还｜锻炼❷｜身体｜｜全身｜抵抗－力｜提升｜｜您｜以前｜药－过敏②｜有（询问表情）｜

聋人：从来没有过。

医生：｜我｜给＞［对方］｜写－药［开药］｜｜记住｜饭－以后｜服药｜

聋人：鼻炎发作起来真的很难受。吃什么药才能快点好呢？

医生：｜慢②－性－鼻－发炎｜治疗｜困难②｜｜给＞［对方］｜药｜症状｜可以｜缓解｜｜又｜建议｜实验①［试试］｜吸气［左手仿雾化面罩形状］｜治疗｜｜鼻－发炎｜治疗｜可以｜缓解｜

聋人：雾化是什么？要去哪里做？

医生：｜这｜医院（一）｜做｜可以｜吸气［左手仿雾化面罩形状］｜治疗｜是｜药－物质②｜分析－涣散［分散］｜小｜雾｜颗粒［右手五指弯曲，在左手掌心点几下］｜｜辅助｜您｜吸－涣散＞［身体，指吸入体内］｜肺｜｜目的｜什么｜｜是｜治疗｜｜症状｜好转［改善］｜｜

聋人：我平时还需要注意一些什么呢？

医生：｜吃｜要｜清淡｜｜可以｜补++｜维生素-C｜｜辅助｜抵抗－力｜提升｜

聋人：谢谢您。

对话3　扁桃体炎

请扫描二维码，观看参考译文。也可提出自己的译法。

聋人：前几天天凉，我感冒了也没有服药，嗓子一直痛。

医生：｜吃－吞［吞咽］｜增加－更①［加剧］｜有（询问表情）｜｜全身｜体温计（一）｜完❷［正常］（询问表情）｜

聋人：吃东西的时候嗓子特别痛，我现在只能喝粥，吃清淡的，别的吃不了。这几天有点低烧。

医生：｜张口｜请｜｜我｜看①｜您｜嘴｜情况｜

聋人：嗯，好的。

医生：｜红｜浮肿｜发现❷［明显］｜｜您｜呼吸－不听话［呼吸不畅］｜还++｜消化｜不行❷｜有（询问表情）｜

聋人：没有，就是咽东西比较困难。

医生：｜您｜这｜是｜急－性－扁桃体－发炎｜｜幸亏｜发现❶｜早上②｜｜没有②｜变化［发展成］｜慢①－性－扁桃体－发炎｜｜急－性－期间｜治疗｜容易｜｜缓和❶－好｜快｜

聋人：我还想着拖一拖，等它自己好呢。平时感冒我都不吃药，自己就好了。

医生：｜建议｜您｜早上②－发现❶｜｜早上②－治疗｜｜我｜给＞［对方］｜文件①（二）－写［开药］｜指＞［药］｜服药++｜｜您｜记住｜饭－回报［饭后］｜服药++｜

聋人：服药期间我可以吃硬一点的食物吗？我都吃好几天流食了。

医生：｜症状｜缓解｜提前①｜｜我｜建议｜您｜吃｜水①－稠（二）［流质］｜还++｜半－水①－稠（二）［半流质］｜粥｜可以｜｜维生素｜｜蛋白质｜东西②｜多｜吃｜｜一直｜嘴｜清洁｜｜您｜可以｜用｜盐－水①｜漱口｜

聋人：嗯，我记住了，谢谢您。

四、耳鼻喉科常用语句双语对照

请将以下诊疗时常用语句译为手语,然后扫描二维码,对照参考译文。也可提出自己的译法。

1. 外耳道炎可以用滴耳液治疗,坚持用药,病情会慢慢好转。
｜外耳道－发炎｜可以｜用｜滴－耳－湿｜治疗｜｜坚持（二）｜滴＞［耳朵］｜｜病－情况｜会｜慢②｜好转｜

2. 淋巴结肿大主要是由局部炎症引起的,比如口腔溃疡、中耳炎等都可能会引起淋巴结肿大。
｜淋巴－浮肿｜主要（一）｜是｜浮肿++＞［颈部］｜发炎｜导致｜｜比如｜口腔－溃疡｜｜中耳炎｜等等｜都｜可能②｜导致｜淋巴－浮肿｜

3. 慢性鼻炎一般是由急性鼻炎反复发作或治疗不彻底引起的。
｜慢①－性－鼻－发炎｜一般｜是｜急－性－鼻－发炎｜反复｜产生｜或者｜治疗｜清除｜粉碎❶［彻底］｜没有②｜导致｜

4. 注意伤口的变化,如果再次出现红肿热痛的话,可能与细菌感染有很大的关系。
｜注意①｜伤口｜变化＞［伤口］｜｜如果｜再｜发生｜红－浮肿－发炎－疼痛②｜｜这｜可能②｜细菌｜感染❶｜关系｜大｜

5. 使用洗鼻器清洗鼻腔,可以使鼻腔恢复正常的生理环境。
｜用｜洗－鼻－器｜虫［仿水流进鼻］｜清除++｜｜鼻－窟窿［鼻腔］｜生理②－转［环境］｜恢复｜可以｜

6. 鼻腔狭窄容易产生呼吸困难或者鼻塞的症状，比如睡觉时容易打呼噜。

|鼻-内|狭窄|导致|呼吸|不行❷|容易||或者|鼻-塞|症状||比如|睡觉|呼噜［一手Z形由嘴边向外移动］|容易|

7. 咽喉炎的治疗是比较困难的，容易复发，而且症状比较顽固。

|咽喉-发炎|治疗|指>［病］|困难②||反复|发生|反复|发生|容易||症状|清除++|不听话［顽固］|

8. 治疗咽喉炎可以口服中成药，也可以采用雾化疗法对症治疗。

|治疗|咽喉-发炎|可以|服药|中-成功①-药||还|可以|用|吸气［左手仿雾化面罩形状］|针对［对症］|治疗|

9. 咽部不适的患者可以通过多喝水缓解，但须注意水温不宜过高。

|咽喉|不舒服|可以|多|喝++［双手交替］|缓解||但是②|注意①|水①|烫|不|

10. 建议患者积极预防感冒，外出时佩戴口罩防护口鼻。

|建议|患者|感冒|努力［积极］|预防（二）||外-逛街（二）［外出］|口罩|防止-保护>［口鼻］|口-鼻|

第十章　眼科

一、译前准备

眼科是研究发生在视觉系统，包括眼球及与其相关联的眼部组织有关疾病的学科。眼科一般研究玻璃体、视网膜、视神经病变，以及青光眼、白内障等多种疾病。

常见的眼科疾病有干眼症、交感性眼炎、夜盲症、失明、弱视、散光、沙眼、白内障、糖尿病视网膜病变、结膜炎、老花眼、色盲、视网膜脱落、近视、远视、睑腺炎、雪盲症、睑板腺囊肿、青光眼、飞蚊症等。常见症状有眼部疼痛、眼异物感、流泪增加、分泌物增多、视力下降、视物模糊、畏光、头晕、头痛等。

眼科医生通过眼附属器和眼前段检查确定病因。常规检查包括视力检查、眼压检查、裂隙灯检查、验光检查、眼底检查和视觉检查等。眼科医生可实施多种手术，如眼部整形手术、眼表手术、青光眼手术、泪器手术、眼部肿瘤手术、屈光手术、白内障手术和视网膜手术等。

其中屈光手术和白内障手术是眼科医生主要实施的手术。目前主要的屈光手术包括角膜手术、眼内手术和巩膜手术三类。应注意的是，屈光手术只作为矫正近视的一种方式，并不能治愈近视。而白内障目前仍无有效的治疗药物，手术是唯一有效的治疗手段。眼科手术中的超声乳化白内障吸除术是治疗白内障的主流方式，此术是把混浊了的晶状体去除，再使用人工晶状体来替代原透明晶状体，具有时间短、损伤小、反应轻、恢复快的特点。

二、实用对话传译

对话1　睑腺炎

★ 情景描述

聋人小邓眼部出现硬包块，红肿、疼痛。他约好手语译员一起到医院看病。

◎ 词汇与短语

请提前熟悉对话中的词汇与短语。

　　针眼

　　睑腺炎

　　睫毛根部处已经形成了黄色脓肿

　　麦粒肿

　　皮脂腺

　　睑板腺

　　葡萄球菌感染

　　自行痊愈

　　抗菌消炎

　　滴眼液

　　外用眼膏

　　促进排脓

◎ 对话传译练习

请扫描二维码，根据视频内容练习为医生和聋人患者进行双向传译；也可三人一组进行角色扮演，一人为医生，一人为聋人患者，一人为译员。

📖 **对话文稿**

聋人：｜招呼｜｜我｜眼｜浮肿＞［眼］｜｜疼痛①｜很①｜｜我－家［代指家人］｜说｜指＞［眼］｜是++｜针－眼｜

医生：什么时候出现的？

聋人：｜差不多｜以前｜2天－3天｜｜刚才｜开始｜红｜浮肿＞［眼］｜｜变化｜硬｜

医生：您靠近点，我需要仔细检查一下。

聋人：｜好｜｜招呼｜｜指＞［眼］｜什么（询问表情）｜

医生：您患了外睑腺炎，睫毛根部处已经形成了黄色脓肿。

聋人：｜眼－腺－发炎［睑腺炎］｜什么（询问表情）｜｜内｜外｜不同｜有++（疑问表情）｜

医生：睑腺炎，又称麦粒肿，也就是常说的"针眼"，是一种普通的眼病。外睑腺炎是睫毛毛囊所属的皮脂腺感染引起的急性化脓性炎症，而内睑腺炎是睑板腺所引起的急性化脓性炎症。外睑腺炎表现在眼皮表面，内睑腺炎表现在眼皮里面。

聋人：｜我｜眼－病｜哪－来（询问表情）｜｜卫生｜坏｜是++（询问表情）｜

医生：有可能，睑腺炎通常是眼睑腺体受到葡萄球菌感染引起的。

聋人：｜原来如此｜｜眼｜浮肿＞［眼］｜疼痛①｜很①｜｜指＞［眼］｜治疗｜怎么（二）（询问表情）｜

医生：睑腺炎通常一两周即可自行痊愈。我给您开点抗菌消炎的滴眼液和外用眼膏。您平时可以用毛巾热敷感染部位，这样既可以缓解疼痛，也可以促进排脓，加快痊愈。

聋人：｜注意①｜什么（询问表情）｜

医生：您还要注意眼部的卫生，不要用手挤压。

聋人：｜好｜｜记住｜｜辛苦｜谢谢++｜

对话2 结膜炎

★情景描述

聋人小徐眼睛充血,流眼泪。她约好手语译员一起到医院看病。

◎词汇与短语

请提前熟悉对话中的词汇与短语。

眼睛里有异物,动不动就流眼泪

红血丝

眼睛干涩

结膜炎(红眼病)

受到风沙、紫外线等物理性因素影响

炎症波及角膜

引起并发症

生理盐水

◎对话传译练习

请扫描二维码,根据视频内容练习为医生和聋人患者进行双向传译;也可三人一组进行角色扮演,一人为医生,一人为聋人患者,一人为译员。

📖 对话文稿

聋人:|招呼|医生||我|以前[最近]|感觉(一)|眼|里|奇怪②-东西②[异物]||自然[动不动]|流泪||眼|里|红-出血>[眼]|很①|

医生:您以前出现过类似症状吗?持续多久了?

聋人:|像[类似]|指>[病]|样子|我|以前|有|体会[得过]|||我|工作②|是|快递||天天|外面|去++[左右来回

移动]||眼|干++|常常||现在-2天[这两天]|我|眼|干|厉害[一手五指张开，向内移动]||风|风>[眼]|小|流泪|一直|

医生：嗯，您结膜部位充血比较严重，您应该是患了结膜炎。

聋人：|我|为什么|能|结膜-发炎（询问表情）|

医生：结膜炎，也就是俗称的"红眼病"。致使结膜炎的原因有很多，您患的结膜炎应该是由物理性刺激引起的。

聋人：|物理|刺激（询问表情）||外-抵抗[外力]|是++（询问表情）|

医生：嗯，由于工作原因，您不得不长时间受到风沙、紫外线等物理性因素的影响。

聋人：|原来如此|

医生：虽然结膜炎本身对视力的影响并不严重，但是当其炎症波及角膜或引起并发症时，也会损害视力，所以要及时治疗。

聋人：|好||为什么|治疗（询问表情）|

医生：您先用生理盐水清洁患侧眼睛，注意冲洗液不要流入健侧眼睛，以防感染。

聋人：|好||我|记住||我|需要①|吃药++（询问表情）|

医生：暂时不用，我给您开点滴眼液，您记得按时上药。

聋人：|好++|

对话3　白内障

★情景描述

聋人老陈看东西模糊。他约好手语译员一起到医院看病。

◎词汇与短语

请提前熟悉对话中的词汇与短语。

看东西有重影、变形

光线周围出现一圈一圈的光晕

晶体蛋白发生变性，形成混浊

白内障的典型症状

代谢异常

激光乳化白内障摘除术

超声乳化白内障吸除术

植入人工晶状体

矫正视力

◎对话传译练习

请扫描二维码，根据视频内容练习为医生和聋人患者进行双向传译；也可三人一组进行角色扮演，一人为医生，一人为聋人患者，一人为译员。

📖 对话文稿

聋人：|招呼||接近++［最近］|我|看①|东西②|模糊||有-时候|看①|展览馆（一）［重影］||变化-形式［变形］||感觉|看①|黑暗（二）|

医生：在灯光充足的室内您也觉得暗吗？

聋人：|光❶|光晕［双手拇指和食指弯曲，右手随意在眼前点几下］||看①|模糊||清楚|不|

医生：我检查一下您的眼部情况。

聋人：|好|

医生：您的晶体蛋白发生了变性，形成混浊。这是白内障的典型症状。

聋人：|为什么|我|会|指＞［病］（询问表情）|

医生：白内障的病因有很多，比如老化、遗传、代谢异常、局部营养不良等。

聋人：|招呼||我|怎么（二）（询问表情）|

医生：手术目前是治疗白内障唯一有效的方法，多采用激光乳化白内障摘除术和超声乳化白内障吸除术，术后在眼内植入人工晶状体，或者配眼镜以矫正视力。

聋人：|招呼||我|要|安全|好［向上移动，表示高］||有效②（二）|好||您|说|手术|2|指>［左手食指］>［左手中指］|哪|好（询问表情）|

医生：我们需要根据具体病情来确定手术方式。

聋人：|我|要|做|什么（询问表情）|

医生：您尽快与家人取得联系。联系好后，我们会安排住院、手术及术后护理等相关事宜。

聋人：|招呼||我|快［尽快］|指>［家人］|家－人|联系|

三、参考译文

对话1　睑腺炎

请扫描二维码，观看参考译文。也可提出自己的译法。

聋人：医生，我眼睛这儿长了个包，非常疼。家人说是长针眼了。

医生：|发生|什么|时候（询问表情）|

聋人：大概两三天前吧。一开始眼睛红肿，后来肿包逐渐变硬了。

医生：|来++||我|仔细|看①++|

聋人：好的，我这是怎么了？

医生：|您|是|外－眼－腺－发炎［外睑腺炎］||眼－睫毛［一手伸四指，置于眼前］|指>［睫毛根部］|浮肿>［睫毛根部］|黄①|黏++［脓肿］|

聋人：睑腺炎是什么？怎么还有内外之分？

医生：|眼－腺－发炎［睑腺炎］|一样［又］|称号|麦－粒－浮肿||

习惯-称号[俗称] | 针-眼 | | 指>[病] | 普通 | 眼-病 | 是 | | 睫毛 | 突然 | 浮肿>[睫毛根部] | 变化[引发] | 黄① | 黏++[脓肿] | | 这 | 是 | 外-眼-腺-发炎[外睑腺炎] | | 眼皮[左手五指弯曲,仿眼球] | 突然 | 浮肿>[眼皮内] | 变化 | 黄① | 黏++[脓肿] | | 这 | 是 | 内-眼-腺-发炎[内睑腺炎] | | 指>[外睑腺炎]>[内睑腺炎] | 不同 | | 眼-眼皮 | 指>[眼皮外] | 浮肿>[眼皮外] | 是 | 外 | | 浮肿>[眼皮内] | 是 | 内 |

聋人:哦。那我为什么会得这个病呢?是我没注意眼部卫生吗?

医生: | 可能② | 是 | | 指>[病] | 葡萄-豆①-细菌[葡萄球菌] | 感染❶ | 眼-眼皮-腺-体[眼睑腺体] | 导致 | 浮肿>[眼] | | 指>[病] | 是 | 眼-腺-发炎[睑腺炎] | |

聋人:原来是这样。眼睛肿着很难受,怎么治呢?

医生: | 眼-腺-发炎[睑腺炎] | 常常[自然手语] | 1周-2周 | 自己-恢复-完全❷[自行痊愈] | | 我 | 写[开药] | 给>[对方] | 眼 | 眼药水 | 还 | 外-用-眼-药膏 | 指>[滴眼液]>[外用药膏] | 抵抗-细菌-消灭-发炎[抗菌消炎] | | 您 | 平时 | 毛巾(一) | 热① | 眼 | 浮肿>[眼] | 敷>[眼] | | 指>[热敷] | 疼痛① | 缓解 | 可以 | | 促进 | 眼 | 黏++[脓肿] | 清除++ | | 恢复 | 完全❷ | 快 |

聋人:我还需要注意什么吗?

医生: | 还++ | 您 | 注意① | 眼 | 卫生 | | 挤>[眼] | 不 |

聋人:好的,我记住了,麻烦您了。

对话2 结膜炎

请扫描二维码,观看参考译文。也可提出自己的译法。

聋人:医生,我最近总感觉眼睛里有异物,动不动就流眼泪,眼睛里有好多红血丝。

医生：|像［类似］|指>［病］|样子|病|您|以前|体会［得过］|有（询问表情）||您|病|悠久［持续］|几天（询问表情）|

聋人：以前我也有过类似症状。因为我做快递员，需要天天在外面跑，所以眼睛干涩是常有的事。可是这两天我的眼睛不仅干涩得厉害，而且遇到一点风就一直流眼泪。

医生：|您|结膜|浮肿>［结膜］-血②［充血］|严-重❶||您|是|结膜-发炎|

聋人：我为什么会得结膜炎呢？

医生：|结膜-发炎|大家|习惯-称号［俗称］|红-眼-病|导致|结膜-发炎|因素|多||您|发生［患］|结膜-发炎|是|物理-性-刺激|导致|

聋人：物理性刺激？是指外力吗？

医生：|工作②|因素||您|时间-长|勉强［不得不］|风|风-沙>［眼］||紫外线|晒|等等|物理-性-因素|影响++|

聋人：原来如此。

医生：|结膜-发炎|对于>［己方］|眼-力［视力］|影响|小||但是②|发炎-病［炎症］|影响［波及］|角膜|还++|导致|病++>［眼部，指并发症］||眼-力［视力］|伤害>［己方］|会++||要|时间-抓紧［及时］|治疗|

聋人：好吧。要怎么治疗呢？

医生：|您|先|用|生理①-盐-水①|眼-坏［患侧眼睛］|洗>［眼］|清除++>［眼］||您|注意①|眼-好［健侧眼睛］|洗>［眼］|清除>［眼］|不|防止|坏|感染❷>［健侧眼睛］|

聋人：好的，记住了。我需要吃药吗？

医生：|暂时|没必要||我|给>［对方］|文件①（二）-写［开药］|给|指>［单子］|眼药水||您|记住|执行（一）［按时］|眼药水|

聋人：嗯，好的。

对话3 白内障

请扫描二维码,观看参考译文。也可提出自己的译法。

聋人:大夫,我最近看东西模糊,有时候甚至会有重影、变形,而且看什么都觉得很暗。

医生:|房-内|电灯[双手,表示灯光充足]|您|看①|黑暗(二)|是(询问表情)|

聋人:是啊,光线周围出现一圈一圈的光晕,模模糊糊的,看不真切。

医生:|您|眼|情况|我|检查|

聋人:好的。

医生:|您|晶体|蛋白|变化||模糊>[左手握拳,表示眼球]|||这|是|白内障|症状|特殊[典型]|

聋人:我为什么会得这种病啊?

医生:|白内障|病-因素|多||比如|老||遗传||代谢-异常||局部-营养不良|等等|

聋人:那我该怎么办?

医生:|目前|治疗|白内障|唯一|手术||手术|技术|用|多|2||指>[左手食指]|激光|拿-扔>[左手握拳,表示眼球]||指>[左手中指]|超-声音|清除>[左手握拳,表示眼球]||眼|手术|以后|人-工-晶体|安装(二)>[左手,表示植入]|或者|眼镜|视力|纠正|

聋人:我要安全性高、效果好的。您说的这两种手术哪个好?

医生:|您|病-情况|看①|决定[确定]|手术|办法[方式]|

聋人:我需要做些什么吗?

医生:|您|快[尽快]|与|亲戚[家人]|联系||联系|完全❷|告诉>[己方]|||我们|安排|住院②||手术||手术-以后[术后]|护理|等等|

聋人:好的,我尽快联系家人。

四、眼科常用语句双语对照

请将以下诊疗时常用语句译为手语,然后扫描二维码,对照参考译文。也可提出自己的译法。

1. 弱视的最佳治疗时机是 8 岁之前,原则上越早越好。在此年龄段,孩子的视功能没完全发育。

| 弱视 | 治疗 | 时间〔时机〕| 最②-好 | 是 | 8岁 | 提前〔之前〕| | 提前 | 早上② | 好 | | 指＞〔8岁前〕| 年龄 | 期间 | | 儿童 | 视力（一）-功能 | 发育（一）| 完全❷ | 没有② |

2. 单眼弱视可以通过遮盖住健康的眼睛来促进弱视眼睛视功能的发育。

| 眼-单-弱视 | 指＞〔健侧眼睛〕| 好 | 蒙＞〔健侧眼睛〕| | 指＞〔弱视眼睛〕| 看① | 促进++ | 指＞〔弱视眼睛〕| 弱视 | 眼++ | 视力（一）-功能 | 发育（一）++ |

3. 绝大部分斜视是可以矫正的,但一定要及时接受正规的治疗。

| 多 | 斜视 | 可以 | 调整（一）| 矫正 | | 但是② | 正 | 治疗 | 抓紧-时间〔及时〕| 去 | 要 |

4. 首先要确认是哪种原因导致的失明,然后才能有针对性的治疗。

| 首先 | 决定〔确认〕| 哪 | 原因（二）| 导致 | 变化-盲人（一）| | 再 | 针对 | 治疗 |

5. 干眼症主要表现为眼睛干涩、有异物感、疲劳,甚至出现眼部疼痛、短暂视力下降等症状。

| 干-眼-病 | 主要（一）| 表现②（一）| 是 | 指＞〔左手食指〕| 眼-干++ | | 指＞〔左手中指〕| 眼 | 内 | 东西②-奇怪②

［异物］｜｜指＞［左手无名指］｜眼｜累［疲劳］｜｜还++｜眼-疼痛❷｜剧烈｜｜暂时｜视力（一）｜退❷［下降］｜等等｜症状｜

6. 角膜炎一般用对症的药物进行治疗。

｜角膜-发炎｜一般｜是｜药++｜针对［对症］｜治疗｜

7. 老花眼的原因主要是随年龄增长眼睛的调节力下降，主要表现为近距离用眼适应不足。

｜老-花-眼｜主要（一）｜是｜年龄｜大［增长］｜导致｜眼｜调整（一）［调节力］｜退❷［下降］｜｜主要（一）｜表现❷（一）｜是｜阅读＞［眼睛］｜不能❷++｜

8. 老花镜是有度数的，如果不清楚眼睛的度数，可以先到医院测量再配镜。

｜老-花-眼镜｜程度-数＞［眼睛］｜有｜｜如果｜程度-数＞［眼睛］｜您｜不｜清楚｜｜可以｜去｜医院（一）｜眼｜检查-数［测度数］｜再｜装配-眼镜｜

9. 视网膜脱落必须及时治疗，否则会致使视力进一步下降。

｜视网膜-脱落｜必须｜时间-抓紧［及时］｜去｜治疗｜｜您｜顽固❷［否则］｜会｜导致｜视力（一）｜又［进一步］｜退❷［下降］｜

10. 平时避免长时间使用电子产品，适当用眼，尽量不要熬夜。

｜平时｜浏览｜平板电脑｜｜电话｜遥控［手机触屏打字］｜情况｜时间-长｜不｜｜浏览｜时候｜缓和❷［双手交替，表示适当］｜｜｜最❷-好［尽量］｜昼夜［熬夜］｜不｜

第十一章　口腔科

一、译前准备

口腔科是研究口腔疾病和牙齿病变的科室，可细分为口腔内科、口腔外科、口腔修复和口腔正畸。口腔内科的常见疾病有龋病、牙髓病变、根尖周病、隐裂、牙周疾病、黏膜疾病等。口腔外科包括治疗唇腭裂、颌面部肿瘤、创伤、炎症，以及拔牙、种植牙等。口腔修复是指以嵌体、铸造金属全冠、烤瓷牙、隐形义齿等方式对牙体牙列缺失进行修复。口腔正畸是对各种牙列不齐的矫治，如牙齿排列不齐、上下颌骨位置异常、牙列拥挤、牙间有缝隙、牙齿前突、开颌等。

口腔检查的项目通常包括口唇检查、口腔黏膜检查、牙齿检查、牙龈检查、舌面检查和颌面部检查。一旦患者发现口腔有异样，就要及时进行口腔检查，口腔检查可以提前发现病情。

牙科医生通常采用根管治疗、牙齿再植术和牙龈切除术等对出现病变的牙齿进行治疗。随着人们对美的追求，牙齿美容也逐渐成为一个非常受人欢迎的诊疗项目，因此不少口腔医疗机构将牙齿美容作为一个专门的科室。牙齿美容修复科医生会对一些并未发生疾病但影响美观的牙齿进行美容性修复，比如对氟斑牙、四环素牙、畸形牙、牙缝过大、缺损牙、过小牙等进行美白、贴面、烤瓷冠等美容修复。需要注意的是，在选择牙齿美容之前，患者需要根据自身牙齿的具体情况，尽量选择对牙齿伤害最小的美容方法。手语译员可以根据患者的实际需求咨询相应科室。

二、实用对话传译

对话1　龋齿

★情景描述

聋人小胡得了龋齿，牙疼。他约好手语译员一起到医院看病。

◎词汇与短语

请提前熟悉对话中的词汇与短语。

　　冷的或热的食物

　　左下颌第二磨牙患了龋齿

　　长蛀牙

　　食物残渣

　　吃药控制

　　牙齿出现实质性损坏

　　充填治疗

　　将龋坏组织去除干净

◎对话传译练习

请扫描二维码，根据视频内容练习为医生和聋人患者进行双向传译；也可三人一组进行角色扮演，一人为医生，一人为聋人患者，一人为译员。

📖 对话文稿

聋人：|招呼||我|最近|吃|东西②|冷|或者|热①||摸++>［左腮］|牙齿|疼痛①|

医生：那不吃冷的或热的食物的时候，牙齿会疼吗？是哪颗牙疼呢？

聋人：|冷－热①|吃|不|疼痛①|没有①||仔细|指＞[左腮]|哪里|我|模糊[不清楚]||我|感觉（一）|牙齿|最后|指＞[左腮后面]|

医生：我看看。哦，您左下颌第二磨牙患了龋齿，也就是长蛀牙了。

聋人：|我|刷牙|好[向下移动，表示一向如此]||蛀牙|哪－来（询问表情）|

医生：可能是平时食物残渣清理得不够干净。食物中的蔗糖容易导致龋齿的发生。

聋人：|怎么办||服药|牙齿|控制|可以（询问表情）|

医生：您的牙齿已经出现实质性损坏了，需要充填治疗。

聋人：|好||现在|治疗|开始（询问表情）|

医生：您的牙齿损坏情况比较严重，将龋坏组织去除干净后，还要消炎三天才能进行最终填充。

聋人：|好||知道||需要①|注意①|什么（询问表情）|

医生：牙齿钻开后需要上药，这段时间您尽量吃流食或半流食，避免出血或者感染。

聋人：|记住||以后|食物|硬|不||好（询问表情）[转动手腕，表示对不对]|

医生：嗯，最后提醒您一下，要正确刷牙，尽可能做到早晚各刷一次，还要饭后漱口。

对话2　口腔溃疡

★情景描述

聋人小谢得了口腔溃疡。她约好手语译员一起到医院看病。

◎词汇与短语

请提前熟悉对话中的词汇与短语。

局部创伤

激素水平改变

维生素或微量元素缺乏

摄取不足

叶酸

局部消炎

促进溃疡愈合

饮食保持清淡

◎对话传译练习

请扫描二维码,根据视频内容练习为医生和聋人患者进行双向传译;也可三人一组进行角色扮演,一人为医生,一人为聋人患者,一人为译员。

📖 对话文稿

聋人:|招呼||我|嘴|麻疹(二)>[嘴]|多||疼痛②|

医生:其他地方有感觉不适吗?比如喉咙感觉不舒服?

聋人:|没有②||嘴|麻疹(二)>[嘴]|疼痛②||吃|疼痛②||发言①[说话]|疼痛②|

医生:来,张嘴,我看一下。您这是得了口腔溃疡。您以前经常有类似症状吗?

聋人:|指>[病]|反复|频繁||我|一直|像[以为]|指>[病]|上-火||缓和❶[降火]|好|了|

医生:口腔溃疡是多种因素综合作用下的结果,可能是由局部创伤、激素水平改变及维生素或微量元素缺乏等引起的。

聋人:|我|全身|抵抗-力|不行❷||麻疹(二)>[嘴]|什么|我|事情②-完了[没当回事]|

医生:微量元素摄取不足,如缺乏微量元素锌、铁,缺乏叶酸等都有可能降低身体的抵抗力,进而诱发口腔溃疡。

聋人：|治疗|怎么（二）（询问表情）|

医生：我先给您开点外用药，先局部消炎，缓解口腔疼痛。您注意保持口腔清洁卫生，饭后漱口，平时多吃富含维生素的食物增加抵抗力，促进溃疡愈合。

聋人：|好||我|要|注意①|什么（询问表情）|

医生：用药期间，饮食要保持清淡，也不要吃温度太高的食物。

聋人：|记住||谢谢|

对话3　牙龈炎

★情景描述

聋人小秦刷牙时总出血，牙龈红肿。她约好手语译员一起到医院看病。

◎词汇与短语

请提前熟悉对话中的词汇与短语。

　　牙龈红肿

　　牙菌斑

　　牙石

　　牙周炎

　　通过洗牙彻底清除牙石

　　矿物盐沉积

　　钙化斑块

　　抗菌药物

◎对话传译练习

请扫描二维码，根据视频内容练习为医生和聋人患者进行双向传译；也可三人一组进行角色扮演，一人为医生，一人为聋人患者，一人为译员。

📖 对话文稿

聋人：|我|几天－不久［最近］|刷牙|频繁|牙齿|流血++||牙齿|嚼|指>［左手，表示牙龈］|红|浮肿++||吃|东西①|牙齿|嚼|疼痛②|剧烈|

医生：嗯，我看看您的牙片。

聋人：|好||给>［对方］|

医生：您这是牙龈炎，通常表现为牙龈红肿，刷牙时会出现出血现象。您这还好，发现及时。

聋人：|重❶++［严重］（疑问表情）|

医生：没有很严重，您不用担心。牙菌斑和局部异物如牙石、食物残渣等长期刺激，可使牙龈发生炎症。如果这时没有及时医治，就可能会发展成牙周炎。

聋人：|牙龈－发炎|为什么|治疗（疑问表情）|

医生：您目前病情尚轻，可以通过洗牙来彻底清除牙石，控制牙菌斑。牙龈红肿的情况可以通过口服抗菌药物来治疗。

聋人：|牙齿－石|什么（询问表情）||蛀牙（询问表情）|

医生：不是。牙石是牙面上由唾液中的矿物盐沉积在菌斑及牙垢中形成的钙化斑块。

聋人：|原来如此||我|注意①|什么（询问表情）|

医生：除了洗牙和服用抗菌药物，您还要注意保持口腔清洁卫生，认真刷牙，饭后漱口。最好每六个月来牙科检查一下牙齿情况。

聋人：|我|明白||谢谢|

三、参考译文

对话1　龋齿

请扫描二维码,观看参考译文。也可提出自己的译法。

聋人:医生,我最近吃冷的或热的东西,左边的牙就会疼。

医生:｜吃｜冷-热①｜没有②｜｜牙齿｜疼痛①｜有(询问表情)｜｜指＞〔牙〕｜疼痛①｜哪里(询问表情)｜

聋人:不吃冷的或热的食物的时候不怎么疼。具体哪颗我说不上来,但感觉是后面的牙。

医生:｜我｜看①++｜｜您｜左-下-嚼〔左下颌〕｜磨-牙齿｜1-2＞〔左手〕｜指＞〔左手食指〕｜蛀牙｜是｜

聋人:我平时都会好好刷牙,蛀牙从哪儿来的呢?

医生:｜可能②｜平时｜吃｜塞++＞〔左手,表示牙齿〕｜干净｜不够｜｜指＞〔食物〕｜吃〔食物〕｜里面｜有｜甘蔗-糖｜导致｜蛀牙｜发生｜容易｜

聋人:那怎么办?这种情况能吃药控制吗?

医生:｜您｜牙齿｜窟窿-不行❷〔实质性损坏〕｜｜要｜粘贴＞〔左手虎口,表示填充〕｜治疗｜

聋人:好吧,现在开始治疗吗?

医生:｜您｜牙齿｜窟窿-不行❷｜情况｜显眼②〔看得见的严重〕｜｜窟窿-不行❷｜拿-扔＞〔左手虎口〕｜消除++｜干净｜｜发炎-缓和❶〔消炎〕｜3天｜以后｜最后｜粘贴＞〔左手虎口〕｜｜

聋人:好的,我知道了。有什么需要注意的吗?

医生:｜牙齿｜钻头(一)＞〔左手虎口〕｜完了｜药｜粘贴＞〔左手虎口〕｜｜这｜时间-期间〔一段时间〕｜最②-好｜吃｜流行-吃｜

或者｜半－流行－吃｜｜避免｜血②｜流血｜或者｜感染❶｜

聋人：嗯，我记住了，就是不能吃硬的食物，对吧？

医生：｜最后｜建议［提醒］｜您｜｜刷牙｜方法｜要｜标准｜｜最②－好｜刷牙｜早上①｜1｜晚上｜1｜｜再｜吃－完了［饭后］｜漱口｜

对话2　口腔溃疡

请扫描二维码，观看参考译文。也可提出自己的译法。

聋人：医生，我嘴里长了好几个疮，特别疼。

医生：｜全身｜不舒服｜另外｜有（询问表情）｜｜比如｜喉｜不舒服｜有（询问表情）｜

聋人：没有，就是长疮的地方疼得厉害，吃饭疼，说话也疼。

医生：｜来++｜张嘴｜｜我｜看①++｜｜您｜这－是｜口－溃疡｜｜像｜指＞［病］｜症状｜以前｜频繁［经常］｜有（询问表情）｜

聋人：嗯，还挺频繁的。我一直以为是上火了，降降火就好了。

医生：｜口－溃疡｜是｜等等［多种］｜因素｜综合｜变化｜指＞［病］｜｜这｜可能②｜是｜局部＞［嘴］｜伤口＞［嘴］｜激素｜波动｜还++｜维生素｜或者｜小－量－元素｜欠缺｜等等｜导致｜

聋人：我抵抗力一直比较差，就没当回事。

医生：｜小－量－元素｜吸收｜不够｜｜像｜欠缺｜小－量－元素｜锌｜｜铁｜｜叶①－酸｜欠缺｜等等｜都｜可能②｜会｜全身｜抵抗－力｜退步②［降低］｜｜指＞［病］｜导致｜口－溃疡｜

聋人：那该怎么治疗呢？

医生：｜我｜首先｜写－文件①（二）［开药］｜给＞［对方］｜外－用－药｜｜首先｜局部＞［嘴］｜发炎＞［嘴］－缓和❶［消炎］｜｜口｜疼痛②｜缓解｜｜您｜注意①｜口｜清洁｜一直｜｜饭－完了［饭后］｜漱口｜｜平时｜富｜维生素｜食物｜多｜吃｜增加｜抵抗－力｜｜促进｜溃疡｜恢复［愈合］｜

聋人：好的，那我还需要注意什么？

医生：｜服药｜期间｜｜吃｜淡｜要｜｜烫［温度高］｜东西②｜吃｜不｜

聋人：记住了，谢谢您。

对话3　牙龈炎

请扫描二维码，观看参考译文。也可提出自己的译法。

聋人：我最近刷牙时牙总会出血，而且牙龈红肿。吃东西的时候牙特别疼。

医生：｜我｜浏览｜您｜牙齿－文件①（二）［牙片］｜

聋人：好的，给您。

医生：｜您｜是｜牙龈－发炎｜｜平常［通常］｜发现❷［表现］｜是｜牙龈｜红｜浮肿++｜｜刷牙｜流血｜会++｜｜您｜幸亏｜发现❶｜早上②［及时］｜

聋人：很严重吗？

医生：｜严－重❶｜没有②｜｜您｜后顾之忧（二）｜不｜｜牙齿－细菌－斑点++＞［左手，表示牙菌斑］｜还++｜指＞［左手指缝］｜奇怪②－东西②［异物］｜比如｜牙齿－石｜｜食物｜塞++＞［左手指缝］｜等等｜时间－长｜刺激｜｜会｜导致｜牙龈｜发生｜发炎－病［炎症］｜｜如果｜这时｜没有②｜立刻［及时］｜去｜医院（一）｜治疗｜｜会｜变化｜牙周－发炎｜

聋人：那牙龈炎要怎么治疗呢？

医生：｜您｜现在｜病｜轻++｜｜您｜可以｜喷壶②＞［牙，指洗牙］｜里面｜牙齿－石｜牙齿｜清除++｜｜控制｜牙齿－细菌－斑点++＞［左手，表示牙菌斑］｜｜牙龈｜红｜浮肿++｜可以｜喝｜抵抗－细菌－药｜治疗｜

聋人："牙石"是什么？是蛀牙吗？

医生：｜禁止①++［否定］｜｜牙齿－石｜是｜牙齿｜表面＞［左手，表示牙面］｜指＞［左手］｜唾液｜矿｜吸收++｜寄存（二）［沉积］｜

细菌-斑点++>[左手,指菌斑]|还++|牙齿-插++>[左手指缝,指牙垢]|吸收++|变化|钙|斑点++>[左手]|

聋人：哦，原来是这样。我需要注意什么呢？

医生：|牙齿-清除++[洗牙]|还++|吃药|抵抗-细菌-药|除外||您|注意①|一直|口|清洁||正++|刷牙|饭-完了[饭后]|漱口|要||最②-好|6个月++|来|牙科|检查|1|牙齿|情况|

聋人：明白了，谢谢您！

四、口腔科常用语句双语对照

请将以下诊疗时常用语句译为手语，然后扫描二维码，对照参考译文。也可提出自己的译法。

1. 牙疼与牙龈炎、牙周炎或者神经性疼痛等有关。

|牙齿-疼痛①|指>[病]|牙龈-发炎||牙周-发炎|或者|神经-性-疼痛①|等等|联系[有关]|

2. 龋齿症状较轻的情况下，可以进行龋齿修复治疗；症状比较严重的，可以进行根管治疗，甚至拔牙。

|蛀牙|症状|轻||可以|治疗|变化-恢复[修复]||症状|严-重❶||可以|牙根|治疗||还++|拔[嘴边]>[外]|

3. 牙周炎与口腔清洁不到位，牙菌斑、牙石过多及维生素缺乏等都有关系。

|牙周-发炎|指>[左手仿牙齿]|口|清洁++|完全❷|没有②||牙齿-细菌-斑点++>[左手,表示牙菌斑]||牙齿-石|多||维生素|缺++|等等|联系[有关]|

4. 炎症消退后，请尽早到口腔科做根管治疗。

｜发炎 – 病［炎症］｜缓解｜以后｜｜请｜立刻［尽早］｜到｜口腔科｜牙根｜治疗｜

5. 您这种情况需要定期洗牙，去除牙石、牙菌斑。平时一定要坚持饭后漱口。

｜您｜情况｜需要①｜日期 – 定｜牙齿 – 清除 ++［洗牙］｜｜牙齿 – 石｜｜牙齿 – 细菌 – 斑点 ++>［左手，表示牙菌斑］｜指 ++>［左手指缝］｜清除 ++｜｜平时｜坚持（二）｜饭 – 以后｜漱口｜要 ++｜

6. 口腔溃疡的患者建议多吃富含维生素 B 的食物，如蔬菜和水果。

｜口 – 溃疡｜指>［病］｜建议｜维生素 –B｜食物｜吃｜多 ++｜｜像｜蔬菜［双手转一圈］｜｜水果｜

7. 牙齿敏感的患者吃了冷热、酸甜等食物后，牙齿会出现酸痛的症状。

｜牙齿｜知觉（一）– 精神［敏感］｜指>［病］｜吃｜冷 – 热①｜｜酸 – 甜｜等等｜食物｜以后｜｜牙齿｜会｜发生［出现］｜托腮［痛苦表情］｜酸 – 疼痛①｜症状｜

8. 平时要注意钙元素的摄取，缺钙会影响牙齿健康。

｜平时｜注意②｜钙 – 元素｜吸收 ++［摄取］｜要 ++｜｜钙 – 缺｜会｜导致｜牙齿｜衰落［状况变差］｜

9. 不吃或少吃含糖分过高的食物，不喝或少喝含糖分过高的饮料，进食后及时漱口。

｜指>［食物］｜食物｜糖｜高｜吃｜不｜或者｜吃｜少｜｜饮料｜糖｜高｜喝｜不｜或者｜喝｜少｜｜饭 – 完了｜立刻［及时］｜漱口｜

10. 长期横向刷牙会对牙釉质产生物理磨损,刷牙应采用竖刷法。

|牙釉质|指>[左手]|刷牙>[左手,横刷]|时间-长|导致|斑马(一)>[左手]|坏||应该|刷牙>[左手,竖刷]|好|

第十二章　皮肤科

一、译前准备

皮肤科是治疗皮肤疾病的医学分支。常见的皮肤病有银屑病（俗称"牛皮癣"）、痤疮、疱疹、脓疱疮、化脓菌感染、瘢痕、鱼鳞病、腋臭、毛囊炎、脱发、鸡眼、雀斑、螨皮炎、白癜风、湿疹、灰指甲、黄褐斑，以及以皮肤病变为主要表现的妇科疾病和男科疾病等。

皮肤科检测项目包括血常规检查；针对相应的皮肤疾病的血清抗体监测，如梅毒抗体测定、艾滋病抗体测定等；影像学检查，如针对白斑、白癜风等疾病的皮肤三维CT检查。刺激性皮炎的患者可以查血常规，看看是过敏还是细菌或病毒感染。长痘的患者主要做激素六项检查，一些患者不知道长痘该挂哪个科，有的人挂内分泌科或者内科，也有的人可能挂外科，其实这些科室对于痘痘的判断都不如皮肤科准确。当然，有很大一部分皮肤疾病与内分泌失调相关，因此，皮肤疾病通常需要通过内分泌检查进一步确认病因。

皮肤科的主要治疗手段为外用药。其药物使用原则有四点：剂型有别、准确选药、科学用药、严守禁忌。"剂型有别"是指相同的药物有不同的剂型，如溶液、糊剂、软膏乳剂和酊剂等。即使同一剂型的同一药物，也可因浓度不同而作用各异。例如，3%浓度的水杨酸有软化和溶解角质的作用，20%以上浓度的水杨酸则是一种腐蚀剂。"严守禁忌"则指选用药物时，应考虑患者年龄、性别、体质和患病部位等。例如，老幼患者应选低浓度药物；孕产妇使用外用药时，应顾及对胎儿的影响。因此,手语译员需要对患者的病情、既往病史有一定了解,将患者情况及时、准确地告知医生。

二、实用对话传译

对话1 痤疮

★情景描述

聋人小周脸侧长了红色丘疹,经久不消。她约好手语译员一起到医院看病。

◎词汇与短语

请提前熟悉对话中的词汇与短语。

青春痘

面、胸、背等富含皮脂腺的部位

表现为粉刺、丘疹、结节、囊肿等

容易留下瘢痕

形成黄色脓疱

容易引发感染

与皮脂分泌过多、细菌感染等诸多因素密切相关

干燥敏感

增加药物的刺激性

◎对话传译练习

请扫描二维码,根据视频内容练习为医生和聋人患者进行双向传译;也可三人一组进行角色扮演,一人为医生,一人为聋人患者,一人为译员。

对话文稿

聋人：｜招呼｜｜我｜摸＞［脸颊］｜一些②（二）｜红｜浮肿++＞［脸颊］｜｜我｜首先｜像［以为］｜是｜青－浮肿［青春痘］｜｜几++－年｜指＞［脸颊］｜缓和❶＞［脸颊］｜好－不听话［一直没好］｜

医生：这就是青春痘，医学上称为"痤疮"。痤疮在各年龄阶段人群中都可能发生，但更好发于青春期男女的面、胸、背等富含皮脂腺的部位。

聋人：｜浮肿++＞［脸颊，指痤疮］｜脸｜样子（疑问表情）｜

医生：痤疮通常表现为粉刺、丘疹、结节、囊肿等。处理不当的话，容易留下瘢痕。

聋人：｜难怪（一）［恍然大悟表情］｜｜以前｜麻疹（二）＞［脸颊］｜更①｜指＞［脸颊］｜变化［形成］｜黄①｜浮肿＞［脸颊］｜｜我｜看①｜不舒服｜痒｜挤＞［脸颊］｜｜诅咒①（二）［运气不好］｜点++＞［脸颊，指痘印］｜

医生：痤疮不要用手去挤，因为手上有很多细菌，容易引发感染。用手去挤不仅不能让痤疮消失，反而会越来越严重。

聋人：｜原来如此｜｜我｜以后｜注意①｜｜发生｜麻疹（二）＞［脸颊，指痤疮］｜我｜为什么｜能（疑问表情）｜

医生：痤疮的发生主要与皮脂分泌过多、细菌感染等诸多因素密切相关。

聋人：｜我｜全身｜油①｜是｜｜我｜平时｜浴液（二）［洗面奶］｜洗脸｜｜有效②（二）－无所谓［没效果］｜｜指＞［脸颊］｜改变｜干｜｜知觉（一）－精神［敏感］｜

医生：其实每天用清水洗脸2~3次，就可以去除皮肤表面多余的油脂。如果过度清洗，会将皮肤上的保护油脂完全洗去，造成皮肤太过干燥，这样反而容易使痤疮反复发作。

聋人：｜麻疹（二）＞［脸颊，指痤疮］｜清除++｜什么（询问表情）｜

医生：我给您开点药，您每天晚上坚持敷用，症状改善后每周敷1次就行。

聋人：｜为什么｜晚上｜用++｜｜白－天｜不行❷（询问表情）｜

医生：光照会增加药物的刺激性，所以最好在晚上使用。

聋人：|好||知道||谢谢|

对话2 足癣

★情景描述

聋人小吴脚掌起皮，局部有异味。她约好手语译员一起到医院看病。

◎词汇与短语

请提前熟悉对话中的词汇与短语。

> 脚掌会干裂起皮
>
> 足癣，也就是常说的脚气
>
> 由真菌感染引起的皮肤病
>
> 真菌大量繁殖并侵入皮层
>
> 公用拖鞋
>
> 共用洗浴用品
>
> 长期用药
>
> 正常皮肤的代谢周期为28天左右

◎对话传译练习

请扫描二维码，根据视频内容练习为医生和聋人患者进行双向传译；也可三人一组进行角色扮演，一人为医生，一人为聋人患者，一人为译员。

📖 对话文稿

聋人：|招呼||我|不久-近[最近]|脚②|皮肤-脱落++[起皮]||指>[左手，表示脚]|闻-奇迹（二）[异味]||痒|指>[左手]|很①|

医生：您的脚掌会干裂起皮吗？有没有感觉脚的皮肤比以前粗糙？

聋人：｜是｜有｜｜挠＞［左手］｜皮肤｜脱落++｜｜皮肤｜厚｜逐渐①｜

医生：您这是得了足癣，也就是常说的脚气，这是一种由真菌感染引起的皮肤病。

聋人：｜难怪｜｜我｜鞋｜｜袜子｜闻－奇迹（二）［异味］｜指＞［异味］｜

医生：真菌喜欢潮湿、温暖的环境，当皮肤一直处在潮湿的状态，尤其是脚掌的皮肤，最容易滋生真菌，当真菌大量繁殖并侵入皮层，可能引发足癣。

聋人：｜是｜｜我｜脚②－正面❶［脚掌］｜湿＞［左手］｜指＞［左手］｜容易｜｜癣［足癣］｜以前｜没有②｜现在｜有｜｜什么（询问表情）｜

医生：足癣也常通过污染的澡堂、游泳池边的地板及公用拖鞋、洗脚盆传染，您想想您最近是否接触过这些？

聋人：｜癣［足癣］｜会｜传染❶（询问表情）｜

医生：对，所以您在家也得注意，不要和他人共用洗浴用品。

聋人：｜好｜｜我｜记住｜

医生：足癣是一种慢性感染性皮肤病，需长期用药才能彻底去除。我给您开点外用的药品，要长期使用。

聋人：｜多少－时间［多久］｜能｜治疗－完全❷（询问表情）｜｜我｜脚②｜指＞［左手］｜闻－奇迹（二）［异味］｜伤口＞［脸颊，表示尴尬］｜我｜

医生：正常皮肤的代谢周期为28天左右，所以用药时间一定要坚持4周以上。

聋人：｜好｜｜谢谢｜

对话3　湿疹

★情景描述

聋人老张臀部长了大片丘疹，瘙痒、刺痛。他约好手语译员一起到医院看病。

◎词汇与短语

请提前熟悉对话中的词汇与短语。

  周边的皮肤也变得粗糙

  刺痛

  隐隐作痛

  常见的皮肤病

  长期处于湿热、不透气的环境

  不要用热水烫洗皮肤

  不要外用有刺激性的止痒药

◎对话传译练习

  请扫描二维码，根据视频内容练习为医生和聋人患者进行双向传译；也可三人一组进行角色扮演，一人为医生，一人为聋人患者，一人为译员。

📖 对话文稿

聋人：|招呼||我|指＞[左手小鱼际，表示臀部]|臀部[双手五指弯曲]|豆①++[疹子]||痒|很①||挠|以后|疼痛①|

医生：您是第一次出现这个症状吗？持续多久了？

聋人：|以前|有||但是①|不是|很②|拮据（二）－重❶[严重]||就－1[只是]|痒||经过－1－期间[一阵子]|缓解||这|感觉|比|以前|又－很①++[加重]|痒－豆①++[疹子]|逐渐①|圆[由小到大]|了||皮肤|指＞[疹子，转动一圈]|有|粗糙|

医生：皮肤是挠了之后才会疼吗？疼痛是什么样的，是刺痛还是隐隐作痛？

聋人：|不是||为什么||我|有|工作②|坐－悠久[久坐]||好不好[有时]|刺痛||现在|痒|疼痛①|饥寒交迫（三）[又……又……]||接受|难受|

医生：根据您的描述，大致可以判断您患了湿疹，湿疹是一种常见的皮肤病。

聋人：｜湿疹｜为什么｜会｜有｜指＞［左手小鱼际，表示臀部］｜浮肿＞［左手，表示长疱］｜｜指＞［病］｜什么｜原因（二）（询问表情）｜

医生：是的，臀部也会长湿疹，湿疹在面部、耳后、肛周等部位都可能出现。您患的湿疹可能是久坐使皮肤长期处于湿热、不透气的环境引发的。

聋人：｜好｜｜我｜需要①｜吃药｜什么（询问表情）｜

医生：我给您开外用的药膏，您注意按时用药。

聋人：｜多少－时间［多久］｜能｜好转（询问表情）｜

医生：这个要看情况，湿疹病程不定，易复发。坚持用药，保持皮肤干燥可以促进恢复。

聋人：｜知道｜｜我｜需要①｜注意①｜什么（询问表情）｜

医生：还要注意保持皮肤卫生，不要用热水烫洗皮肤，也不要外用有刺激性的止痒药。

聋人：｜谢谢｜

三、参考译文

对话1　痤疮

请扫描二维码，观看参考译文。也可提出自己的译法。

聋人：医生，我脸颊上总会长这样红色的包。我一开始以为是青春痘，没想到这么些年过去了还没好。

医生：｜您｜这｜是｜青－浮肿［青春痘］｜｜医生［代指医学］｜姓名－称号［称为］｜麻疹（二）＞［脸颊，指痤疮］｜麻疹（二）＞［脸颊］｜年龄－小－青－老［各年龄阶段］｜都｜可能②｜发生｜｜但

是②｜更①｜是｜男－女｜青春期｜摸>［脸颊］>［胸］>［背］｜等等｜皮肤－脂肪－油①［皮脂腺］｜更①｜发生｜多｜

聋人：痤疮一般是什么样？

医生：｜麻疹（二）>［脸颊］｜一般［通常］｜表示｜是｜突出－麻疹（二）>［脸颊，指粉刺］｜｜红－麻疹（二）>［脸颊，指丘疹］｜｜硬－豆①－麻疹（二）>［脸颊，指结节］｜｜浮肿－麻疹（二）>［脸颊，指囊肿］｜等等｜｜清除－办法－坏［处理不当］｜｜点>［脸颊，指瘢痕］｜遗留（二）｜容易｜

聋人：难怪，之前长疹子后会形成黄色脓疱，我就忍不住去挤，留下痘印了。

医生：｜麻疹（二）>［脸颊］｜手｜挤>［脸颊］｜不｜｜手｜多｜细菌｜｜导致｜指>［脸颊］｜感染❶>［脸颊］｜容易｜｜指>［左手食指］｜挤>［脸颊］｜指>［左手食指］｜清除｜不能❷｜｜会｜变化｜严－重❶｜显眼｜

聋人：原来是这样，我以后注意。我为什么会得痤疮呢？

医生：｜麻疹（二）>［脸颊］｜发生｜主要（一）｜是｜皮肤－脂肪［皮脂］｜油①｜更①｜｜细菌｜感染❶｜等等｜多｜因素｜关系｜更①［密切］｜

聋人：我是油性皮肤，平时用洗面奶洗脸，没什么效果，皮肤反而变得干燥敏感了。

医生：｜指>［情况］｜每天｜干净－水①｜洗脸｜2-3｜｜可以｜清除｜皮肤｜油①｜表面｜清除｜｜如果｜洗脸++｜频繁｜｜皮肤｜油①－脑膜炎（二）－保护①［保护油脂］｜清除｜没有①｜｜改变｜指>［脸颊］｜干++｜｜厉害［一手五指张开，向内移动］｜

聋人：那要怎么才能消除痤疮呢？

医生：｜我｜给｜文件①（二）－写－药［开药］｜｜您｜每天｜晚上｜一直｜洗脸［仿敷脸的动作］｜｜症状｜逐渐①－完全❷［改善］｜一周｜洗脸［仿敷脸的动作］｜｜1｜够｜

聋人：为什么是晚上用？白天不可以吗？

医生：|晒|药|刺激|增加|更①||最②-好|晚上|洗脸［仿敷脸的动作］|好|

聋人：好的，知道了，谢谢您。

> 对话2　足癣

请扫描二维码，观看参考译文。也可提出自己的译法。

聋人：医生，我最近脚经常会起皮，有异味，有时候还会感觉很痒。

医生：|您|脚②-正面❶［脚掌］|伤口++［干裂］||脱落++［起皮］|是（询问表情）||脚②|皮肤|粗糙|比＞［右肩，表示比以前］|很①|有（询问表情）|

聋人：嗯，痒的时候会挠出一块一块的皮屑，但是皮肤感觉越来越厚。

医生：|您|是|癣［足癣］||一样［也］|习惯-称号［俗称］|脚②-空气（二）［脚气］||是|真菌|感染❶|导致|皮肤-病|

聋人：啊，难怪我的鞋袜都有一股怪味。

医生：|湿||暖-热②|转［环境］|真菌|喜欢||皮肤|湿|一直||更②|是|脚②-正面❶［转一圈，指脚掌］|真菌|繁殖|容易||真菌|繁殖|很①|感染❶＞［左手，表示脚掌］|指＞［左手］|导致|癣［足癣］|

聋人：确实，我的脚掌一直都很容易出汗，但是为什么之前没有得过足癣呢？

医生：|癣|明显②-多|是|污染（一）|洗澡-家［澡堂］||游泳池-边|地板||公-用|拖鞋||洗脚-盆|传染❶||您|想|您|不久-近［最近］|接触|经历❶（询问表情）|

聋人：足癣还会传染啊？

医生：|好［转动手腕，表示对］||您|在|家|一样|注意①||洗澡-品［洗浴用品］|和-用［共用］|不能❷++|

聋人：好的，我记住了。

医生：|癣|是|慢②-性-感染❷-性-皮肤-病||摸［涂药］|粉碎❶［彻底除掉］|指＞［左手腕，表示时间］|很①［转一圈，表示长期］||给|您|写［开药］|外-用-药-药膏|指＞［外用药膏］|摸［涂药］|长［长期］|需要①|

聋人：那要多久才能治好呢？脚上有异味还怪尴尬的。

医生：|正常|皮肤|代谢|时期|28天|左-右||摸［涂药］|药|时间＞［左手腕］|真①|要|坚持|4周|高［右手掌心向上移动，表示以上］|

聋人：好的，谢谢您。

对话3 湿疹

请扫描二维码，观看参考译文。也可提出自己的译法。

聋人：医生，我臀部长了一大片疹子，特别痒，挠了之后还会疼。

医生：|您|症状|第一次|是（询问表情）||病|悠久［持续］|多少（询问表情）|

聋人：之前也有，但不是特别严重，只是有些痒，过一阵子就会缓解。这次的情况感觉比以前的都严重，长了很多疹子，连成了片，周边的皮肤也变得粗糙了。

医生：|您|皮肤|挠|完了|疼痛①|是（询问表情）||疼痛①|感觉（二）|怎样（一）||是|刺痛|还-是|疼痛①|少++（询问表情）|

聋人：不总是，因为我上班需要久坐，所以时不时就会觉得臀部刺痛，又痒又痛，特别难受。

医生：|根据|您|手语-情况［描述］||差不多|判断|您|湿疹||指＞［病］|湿疹|是|皮肤-病|常常-看①［常见］|

聋人：湿疹？臀部也会长湿疹吗？这是什么原因造成的呢？

医生：|湿疹|臀部［双手五指弯曲］||一样|有||指＞［头］＞［耳

后]-肛门|另外|等等|可能②|会|有||湿疹|是|坐-悠久[久坐]|转[环境]|湿-热②||不-通过❷(一)-风[不透气]|导致|

聋人：好的。我需要吃什么药吗？

医生：|给|您|写-药[开药]|药膏||注意①|按时|药膏|摸[涂药]|

聋人：多久能好啊？

医生：|这|要|看①|情况||湿疹|病-期间[病程]|不一定①||容易|反复||坚持(二)|药膏|摸[涂药]||皮肤|断断续续(二)|干++||可以|促进|恢复|

聋人：嗯，我知道了。需要注意什么？

医生：|皮肤|要|注意①|卫生||皮肤|烫-水①[代指热水]|洗|不||刺激-性|制止-痒-药[止痒药]|指>[药]|用|不|

聋人：知道了，谢谢您。

四、皮肤科常用语句双语对照

请将以下诊疗时常用语句译为手语，然后扫描二维码，对照参考译文。也可提出自己的译法。

1. 要注意创口局部的清洁，清理分泌物，防止细菌滋生。
|注意①|伤口|局部|清洁++||黏>[创口，指分泌物]|清除[清理]++||防止|细菌>[创口]|感染❶>[创口]|

2. 皮肤病患者要注意个人卫生，经常换洗床单、被褥和衣服等。
|皮肤-病人|要|注意①|全身|卫生||床单||被子|还++|衣服|等等|要|经常|换-洗|

3. 治疗本病可口服抗过敏、消肿止痛的药物,并局部涂抹抗过敏、抗真菌的药膏。

|这|病|可以|服药[口服]|抵抗－痒[过敏]||浮肿－缓和❶|疼痛①－制止|药++|治疗||抵抗－痒[过敏]||抵抗－细菌|药|药膏|搽|可以|

4. 皮脂分泌增加容易导致痤疮,油性皮肤者平时要注意清洁皮肤,可使用控油的洁面皂。

|皮肤－油①－黏|逐渐①|导致|麻疹(二)＞[脸颊,指痤疮]|容易||人|全身|油①－性－皮肤|平时|要|注意①|清洁++||可以|用|控制－油①|香皂(二)|洗脸|

5. 脱发严重者可适当按摩头部,促进血液循环。

|指＞[头发]|脱落|严－重❶|可以|指＞[头]|按摩＞[头]|按摩||促进|血②|循环|

6. 手足癣是真菌感染导致的皮肤病,具备传染性。

|手－脚①－癣(一)|是|真菌|感染❶|导致|皮肤－病||传染❶＞[周围]|容易|

7. 毛囊炎表现为局部红肿、疼痛和不适感,好发于头皮、面部、颈部、背部等处。

|毛笔(一)－突出－发炎[毛囊炎]|样子|是|局部|红|浮肿||疼痛②|剧烈|还|不舒服||指＞[病情]|多|发生|哪||头－皮肤[头皮]||脸||颈||背景(一)[背部]|等等|

8. 冻疮容易复发的人群一定要注意保暖,尤其是手足、耳朵等局部的保暖。

|冻疮|容易|反复－发生[复发]|人－领域[人群]|注意①|保暖||很②++[尤其]|是|手－脚①－耳|等等|保暖|

9. 紫外线照射、化妆品滥用及内分泌失调等均可导致皮肤出现色素沉着。

｜紫外线｜照射｜还++｜化妆｜滥用（一）｜还++｜内－黏－混合－乱［内分泌失调］｜等等｜会｜导致｜皮肤＞［脸颊］｜色素｜豆①++＞［脸颊，指色素沉着］｜

10. 减少日晒时长，平时做好防晒，少食辛辣、油腻食物，减少化妆次数及化妆品的使用等，可预防色素沉着。

｜晒｜时间｜逐渐①｜｜平时｜做－好｜防止－晒｜｜辣－油①｜东西①｜少－吃｜｜化妆｜频繁｜不｜｜化妆－品｜用++｜逐渐①｜｜可以｜防止｜色素｜豆①++＞［脸颊，指色素沉着］｜

第十三章 感染科

一、译前准备

本章主要关注感染性疾病科的内容。

感染性疾病科，简称感染科，属于内科范围。感染科主要负责各种传染病的预防、隔离、治疗和咨询工作，也负责传染病的筛查、预防、救治和指导工作。

2020年7月20日，国家卫生健康委办公厅发布了《关于持续做好抗菌药物临床应用管理工作的通知》，其中明确提出，二级以上综合医院按照规定设立感染性疾病科。感染性疾病科包括功能相对独立的呼吸道发热门诊、肠道门诊、肝炎门诊、艾滋病门诊等。

感染性疾病包括传染性疾病和非传染性疾病。传染性疾病包括手足口病、水痘、流行性出血热、流行性腮腺炎等。一些感染性肝病的患者也可到感染科就诊。感染科相对于其他科室的特殊之处是对乙肝、丙肝、梅毒、艾滋病等传染病的检查。正如确诊新型冠状病毒感染需要做核酸检测一样，不同疾病需要做的检测也有所不同，医生需要根据患者的具体情况做出判断。

由于感染科科室相对特殊，一般采取标准预防的原则，并根据感染性疾病的传播途径采取飞沫隔离、接触隔离和空气隔离等措施。因此，患者在进入感染科科室前，需要仔细阅读医院相关要求，做好准备，如进入科室前佩戴好口罩。

二、实用对话传译

对话1　病毒性肝炎

★情景描述

聋人小马长期身体乏力，尿色发黄。她约好手语译员一起到医院看病。

◎词汇与短语

请提前熟悉对话中的词汇与短语。

　　肝功能检查

　　病毒性肝炎

　　乙肝两对半检查

　　大三阳

　　小三阳

　　母婴垂直传播

　　性传播

　　呼吸道传播

　　没有特效药

◎对话传译练习

请扫描二维码，根据视频内容练习为医生和聋人患者进行双向传译；也可三人一组进行角色扮演，一人为医生，一人为聋人患者，一人为译员。

对话文稿

聋人：｜招呼｜好｜｜我｜这－几－年｜发烧｜经常｜很①｜｜我｜全身｜乏力［疲倦］｜｜我｜想｜看①｜我｜全身｜有｜什么｜问题（询问表情）｜

医生：除了发热和乏力，您还察觉到身体有其他异常吗？

聋人：｜我｜脸－颜色｜坏｜｜摸＞［脸颊］｜黄①｜｜精神－无所谓②［没有精神］｜｜吃－不听话［吃不下］｜｜头－疼痛①｜好不好［有时］｜

医生：您观察过小便吗？长期以来是什么颜色？

聋人：｜尿｜黄①｜｜颜色｜茶｜一样｜｜我｜感觉（二）｜坏［不对劲］｜过去｜以来｜尿｜指＞［尿］｜黄①｜仍然［自然手语］｜

医生：根据您的肝功能检查结果，再加上您描述的症状，您很有可能是患了病毒性肝炎。

聋人：｜病毒－肝炎｜我｜有（询问表情）｜｜会（询问表情）［怎么会］｜

医生：病毒性肝炎是由多种肝炎病毒引起的，感染原因暂不明确。您再做个"乙肝两对半"检查吧。

聋人：｜这｜检查｜什么（询问表情）｜｜听－无所谓②［没听说］｜｜要｜什么｜做（询问表情）｜

医生："乙肝两对半"检查也就是我们常说的"大三阳"和"小三阳"检查。

聋人：｜好｜

医生：根据检查结果，可以基本确定您得了慢性乙肝，也就是"大三阳"。

聋人：｜乙－肝（询问表情）｜｜会｜传染❶（询问表情）｜

医生：会传染，但一般接触可以不用担心传染问题。它的传播途径主要是母婴垂直传播、性传播和血液传播，并不通过呼吸道传播。

聋人：｜我｜应该｜为什么［怎么］｜治疗（询问表情）｜

医生：治疗的话现在没有特效药，治疗时间相对较长，您要做好准备。

对话2　发热伴血小板减少综合征

★情景描述

聋人老李高烧不退,伴有恶心、呕吐。他约好手语译员一起到医院看病。

◎词汇与短语

请提前熟悉对话中的词汇与短语。

　　排除气候、环境的改变引起发烧

　　血常规和病原学检查

　　嗜吞噬细胞无形体感染

　　发烧伴血小板、白细胞减少和多重器官障碍等

　　疟疾

　　可通过血液或者血性分泌物导致人传人

　　密切监测生命体征

◎对话传译练习

请扫描二维码,根据视频内容练习为医生和聋人患者进行双向传译;也可三人一组进行角色扮演,一人为医生,一人为聋人患者,一人为译员。

📖 对话文稿

聋人:|上－一周|我|风景(二)[观光旅游]|来[回来]|发烧|退①|不行❷++|||有－时候|恶心||呕吐|

医生:您去哪里旅游了?气候与这里有很大不同吗?

聋人:|云南|去|了||去－了|树①－公园[森林公园]|||指>[云南]|天气|那|这|差不多|

医生:那基本可以排除由气候、环境的改变引起的发烧了。您在旅游期间有什么不适症状吗?

聋人：|没有②||我|酒店|邻居②（二）[靠近]|森林||蚊子|多||叮++>[身体不同位置]|||有|疼痛①|

医生：您先做个血常规和病原学检查。

聋人：|好|

医生：检查结果显示，您患了发热伴血小板减少综合征。

聋人：|指>[病]|病|什么（询问表情）||指>[病]|病-姓名|以前|听-没有②|

医生：发热伴血小板减少综合征，也就是我们常说的"蜱虫病"，是嗜吞噬细胞无形体感染引起的疾病，常由硬蜱传播。主要表现为发烧伴血小板、白细胞减少和多重器官障碍等。

聋人：|是不是|像|疟疾|一样||疟疾|会|传染❶||指>[病]|病|会|传染❷（询问表情）|

医生：确实，这个病可通过血液或者血性分泌物导致人传人。

聋人：|我++|怎么办||我++|控制-距离❷[隔离]|要（询问表情）|

医生：嗯，这属于传染病，您需要留院观察。我们需要密切监测您的生命体征，对症治疗。

聋人：|好|

对话3　水痘

★情景描述

聋人小段的孩子长水疱，伴有发热症状。她约好手语译员一起到医院看病。

◎词汇与短语

请提前熟悉对话中的词汇与短语。

不规则形状

得水痘

痘痘会不会留下印记

水疱干涸结痂,痂脱自愈,不留瘢痕

通过呼吸道飞沫或直接接触传播

预防皮肤继发感染

◎对话传译练习

请扫描二维码,根据视频内容练习为医生和聋人患者进行双向传译;也可三人一组进行角色扮演,一人为医生,一人为聋人患者,一人为译员。

📖 对话文稿

聋人:|招呼|||我|小孩儿|年龄-4||昨天|幼儿园|回家②(一)|||我|发现❶|指>[孩子]|脸||全身|浮肿++|很①|

医生:水疱都是什么形状、什么颜色的?有多大?

聋人:|水①-浮肿[水疱]|有|圆||有|不同-绚丽多彩(三)[多种多样]||有|像|米粒||有|像|豌豆|差不多|

医生:您的孩子有发热、头痛的症状吗?或者有其他不适的症状吗?

聋人:|有++|||昨天|晚上|发烧|更①|

医生:您的孩子应该是得水痘了。

聋人:|严-重❶(询问表情)||他|麻疹(二)>[脸颊]|缓和❶|点++>[脸颊,指痘印]|会++(询问表情)|

医生:一般来讲,过2~3天水疱干涸结痂,痂脱自愈,不会留瘢痕。

聋人:|我++|放心++|

医生:水痘传染性很高,出疹前1~2天至出疹后1周都有传染性。它可通过呼吸道飞沫或直接接触传播。您的孩子估计是被传染了。

聋人:|原来如此||如果|这样||我|小孩儿|上学|暂时|不行❷|是(询问表情)|

医生:嗯,您的孩子应尽早隔离,直到全部皮疹结痂为止。

聋人：|好||吃药|什么|缓和❶|快（询问表情）|

医生：这个病可自愈，主要是加强护理，预防皮肤继发感染。同时积极配合隔离，防止传染给其他人。

聋人：|我|明白||谢谢|

三、参考译文

对话1　病毒性肝炎

请扫描二维码，观看参考译文。也可提出自己的译法。

聋人：医生，我这几年经常发热，全身疲倦。我想看看是不是身体出了什么问题。

医生：|发烧||全身|乏力|除外||另外|意识❶［察觉］|全身|异常|有（询问表情）|

聋人：嗯，我脸色不太好，面色发黄，没有精神，经常没有食欲，时不时还会头痛。

医生：|尿|观察|有（询问表情）||过去|以来|颜色|是|什么（询问表情）|

聋人：小便很黄，像茶的颜色一样。从我感觉不对劲以来尿一直是这个颜色。

医生：|肝-功能-检查|文件①（二）［结果］|我|浏览||您|刚才|说|症状||您|可能②|是|病毒-性-肝炎|

聋人：病毒性肝炎？我怎么会得这个病？

医生：|病毒-性-肝炎|是|等等［多种］|肝炎|病毒|导致||感染❷|原因（二）|不|明确||您|再|做|乙-肝-两-对-半|检查|

聋人：这是什么检查？我没有听说过，要怎么做？

医生：|乙-肝-两-对-半|检查|大家|习惯-称号［俗称］|大-三-+［左］|小-三-+［右］|检查|

聋人：哦，好的。

医生：|检查|文件①（二）[结果]|我|浏览||您|是|慢②-性-乙-肝||同样|是|大-三-+|

聋人：乙肝？会传染吗？

医生：|传染❶|会||接触|传染❶|担心|后顾之忧（二）|不||传染❶|过程|主要|是|首先|女-婴儿[母婴]|直接[向下移动]||其次|同房||第三|血②|属于②|空气（二）|传染❶|会（否定表情）|不|

聋人：该怎么治疗呢？

医生：|治疗|药-发达（二）[特效药]|没有②||治疗|很①[转一圈，表示长期]||您|做|好|准备|

对话2　发热伴血小板减少综合征

请扫描二维码，观看参考译文。也可提出自己的译法。

聋人：我上周旅游回来之后就一直高烧不退，有时还恶心、呕吐。

医生：|您|旅游|去|哪里（询问表情）||那|这|天气|不同|明显②|是（询问表情）|

聋人：我去了云南，去了一个森林公园。气候和我们这儿差不多。

医生：|这|那|天气||转[环境]|导致|发烧|没关系❶||您|旅游|期间|身体|不舒服|有（询问表情）|

聋人：没有，只是我住的酒店靠近森林，蚊虫比较多，所以身上有很多被叮咬的痕迹，有点疼。

医生：|您|首先|做|检查|2||指>[左手食指]|血常规||指>[左手中指]|病原（二）-化验[病原学检查]|

聋人：好的。

医生：|检查|结果|看①||指>[病]|发烧-伴侣-血小板-减少-综合-病|

聋人：这是什么病？这名字我之前都没有听说过。

医生：｜发烧－伴侣－血小板－减少－综合－病｜｜我们｜常常－称号［常说］｜蜱虫－病｜｜是｜嗜－吞噬细胞－没有②－形体－感染❷｜病｜｜硬－蜱｜传染❶｜｜主要（一）｜显眼［表现］｜有｜发烧－伴侣－血小板－白细胞－减少｜｜多－等等［种］－器官－障碍｜等等｜

聋人：是不是像疟疾一样？疟疾会传染，这个病会传染吗？

医生：｜是｜｜指＞［病］｜是｜血②｜或者｜血②－性－分泌－物质②｜导致｜人－人－传染❶［人传人］｜可以｜

聋人：啊！那我该怎么办？我是不是要被隔离了？

医生：｜是｜｜指＞［病］｜是｜传染❶－病｜｜您｜要｜住院②｜｜我们｜监视［右手转一圈，表示监测］｜｜针对［对症］｜治疗｜

聋人：好吧。

对话3　水痘

请扫描二维码，观看参考译文。也可提出自己的译法。

聋人：医生，我小孩4岁，昨天从幼儿园回来之后，我发现他脸上、身上起了很多小水疱。

医生：｜水①－浮肿［水疱］｜样子［形状］｜什么（询问表情）｜｜颜色｜什么（询问表情）｜｜豆①++［大］＞［小］（询问表情）｜

聋人：水疱有圆的，也有不规则形状的。有的像米粒一般大，也有的像豌豆一般大。

医生：｜您｜小孩儿｜发烧｜｜头－疼痛②｜有（询问表情）｜｜还++｜另外｜全身｜不舒服｜有（询问表情）｜

聋人：有，他昨天晚上发高烧。

医生：｜您｜小孩儿｜应该｜是｜水①－豆①＞［左手背，指水痘］｜

聋人：严重吗？这些痘痘会不会留下印记啊？

医生：|一般|是|2天-3天|水①-浮肿［水疱］|变化-干［干涸］||变化-硬［结痂］||脱落++|自然|缓和❶||不会|点＞［左手背，指痘印］|不会|

聋人：那我就放心了。

医生：|水①-豆①＞［左手背，指水痘］|传染❶［转一圈］|容易|很①||麻疹（二）＞［左手背］|提前①［之前］|1天-2天|至|麻疹（二）＞［左手背］|回报［以后］|一周|传染❶|大|指＞［病］|通过❷（一）|呼吸|飞沫|针对［直接接触］|传染❷||您|小孩儿|像|是|指＞［病］|传染❷|

聋人：原来如此，这样的话，他是不是暂时不能去上学了？

医生：|您|小孩儿|应该|早上②［尽早］|距离❶［隔离］||等|延后（二）|指＞［病］|浮肿＞［左手背］|变化|硬|制止［为止］|

聋人：好的。吃什么药能好得快一些呢？

医生：|指＞［病］|病|自己-恢复［自愈］|可以||主要（一）|加强|医生-保障①［护理］||预防|皮肤|反复-发生［复发］|感染❶||同时|努力|搭配［配合］|距离❶［隔离］||防止|传染❶|别人|

聋人：嗯，我知道了，谢谢您。

四、感染科常用语句双语对照

请将以下诊疗时常用语句译为手语，然后扫描二维码，对照参考译文。也可提出自己的译法。

1. 慢性乙型肝炎具有传染性，主要通过血液传播、性传播、母婴垂直传播。

|慢①-性-乙-肝炎|传染❶|容易||主要（一）|三|指＞［左手中指］|血②-传染❶||指＞［左手无名指］|下流①-同

房－传染❶||指＞[左手小指]|母－婴儿－传染❶|

2. 肝炎一般由免疫系统障碍、病毒感染、酒精刺激等原因引起。

|肝炎|一般|是|免疫－系统－障碍||病毒－感染❶||酒精－刺激|等等|原因（二）|导致|

3. 肝功能减弱、脂肪代谢能力下降，会造成脂肪的累积，引起脂肪肝。

|肝－功能|衰退[减弱]||脂肪－代谢－能力|降||指＞[情况]|会|改变[造成]|脂肪|厚||导致|脂肪－肝|

4. 很多药物都要经过肝脏分解代谢，而且不少药物有副作用，这会造成肝脏的药物性伤害。

|多|药－物质②|包含[都]|吞[经过]|指＞[肝]|肝++|解决－代谢＞[肝]||多|药|有|伤害＞[己方]－作用[副作用]||指＞[副作用]|会|导致|肝++|药－物质②－性－伤害＞[肝]|

5. 破伤风疫苗可能引起过敏反应，注射之前需要先做皮试。

|破－损伤－风|疫苗|可能②|导致|过敏②－反应||注射|提前①|皮试|要|

6. 灭蚊、防蚊是预防登革热和登革出血热的主要措施。

|蚊子－扫荡[灭蚊]|||蚊子－防止|是|预防|D-G-发烧[登革热]|还++|D-G-出血－发烧|主要（一）|措施|

7. 与产生的免疫应答不同，有些人接种疫苗易产生抗体，有些人不易产生抗体。

|免疫－反应（一）|过程|产生|不同|哪（询问表情）||疫苗|完了|指＞[右边转动一圈]|产生|抗体|容易||指＞[左边转动一圈]|产生|抗体|没有②|

8. 如被铁锈类铁器扎伤或较深的伤口沾染上泥土,均应注射破伤风疫苗。

|铁锈|刺|或者|伤口|深|土|有||破－损伤－风|疫苗|要|

9. 做好"三早一就":早发觉、早休息、早治疗,就地治疗。

|做|好|三－早上②－－－近[三早一就]||三||发现❶－早上②||休息－早上②||治疗－早上②||一||近－地[就地]|治疗|

10. 接种疫苗可以预防、控制传染病的发生与流行。

|疫苗|指＞[左边]||指＞[右边]|传染❶－病|发生||传播[流行]||指＞[左边]|可以|预防(二)||控制|

第十四章 疼痛科

一、译前准备

疼痛作为继呼吸、脉搏、血压、体温之后的第五大生命体征，不仅会严重影响患者的躯体、心理和社交功能，还会影响其家庭乃至社会。由病症诱发的长期疼痛会形成复杂的疼痛综合征或中枢性疼痛，使普通的疼痛变得非常剧烈和难以治疗，导致人体各系统功能失调、免疫力降低而诱发各种并发症，甚至致残或危及患者的生命。

疼痛科致力于各种急性和慢性顽固性疼痛的治疗，为所有疼痛患者创造无痛、轻松的生活。医生通过CT、C型臂和X线影像等常用检查确定病因，再经由神经阻滞疗法、小针刀疗法，配合药物、超激光照射等方式为患者提供治疗服务。

疼痛科常见疾病有以下几种：①头痛，如偏头痛、颈源性头痛、外伤后头痛及各种不明原因的头痛，表现为头部阵发性烧灼痛、针刺痛或持续性隐痛，可伴流泪、流涕等症状；②病理性神经痛，如三叉神经痛、肋间神经痛、急性带状疱疹，表现为神经支配区阵发性疼痛、针刺痛、触摸痛、麻木痛、重压痛等；③软组织疼痛，如腰肌劳损、肩周炎、腱鞘炎等，可表现为身体某一部位牵涉痛、放射痛、针刺痛或夜间痛，可伴有皮肤麻木或肌肉无力等症状；④骨关节痛，如颈椎病、腰椎间盘突出、关节炎等，可表现为腰腿持续疼痛或行动时阵发疼痛，通常伴有关节局部红肿的症状。

患者若不确定疼痛原因，或者止痛方法不见成效时，可到疼痛科接受诊疗，但应注意，目前政策规定，只限二级或二级以上医院开展疼痛科诊疗科目、诊疗服务，门诊部、诊所、社区卫生服务机构、乡镇卫生院等其他类别医疗机构暂不设立此项诊疗科目。因此，患者若需要到疼痛科接受治疗，应选择二级或二级以上医院。

二、实用对话传译

对话1　颈椎病

★情景描述

聋人小王脖子酸痛，伴有眩晕。她约好手语译员一起到医院看病。

◎词汇与短语

请提前熟悉对话中的词汇与短语。

　　感到眩晕

　　颈椎

　　骨质增生

　　颈部损伤

　　不良身体姿态

　　长期伏案工作

　　推拿、牵引、针灸治疗

◎对话传译练习

请扫描二维码，根据视频内容练习为医生和聋人患者进行双向传译；也可三人一组进行角色扮演，一人为医生，一人为聋人患者，一人为译员。

📖 对话文稿

聋人：|招呼|好||我|不久-近［最近］|几-天|回首［转头］|时候|有|晕||还++|站［左右摆动］|不能❷|

医生：眩晕会持续多久？眩晕的症状是这几天才出现的，对吗？

聋人：|有|分数❶［几分钟］||有-时候|几-秒钟|几-秒钟|短||晕|缓和❶||指＞［病］|像|指＞［病］|以前|没有②|

医生：转头的时候，您有其他异常吗？

聋人：|有||回首［转头］|时候|指＞［脖子］|磨［颈椎转动］|||摸＞［脖子］|酸痛|

医生：您平时工作需要久坐吗？

聋人：|是||我|工作②|坐|一天|

医生：根据X线检查结果，您是患了颈椎病。

聋人：|颈椎-病（惊讶表情）||指＞［病］|老++|属于②（疑问表情）|

医生：颈椎病在各年龄段都可能发生。它是由颈椎间盘退行性变、颈椎骨质增生及颈部损伤引起的疾病，通常与不良身体姿态、紧张情绪、潮湿环境、外伤等密切相关。

聋人：|意思|是|工作②|悠久［长期］|指＞［情况］|颈椎-病|容易|指＞［病］|

医生：是的。不良的睡姿、躺着玩手机也有可能导致颈椎病。

聋人：|我|应该|怎么办|

医生：您的情况不是很严重，您可以进行颈椎推拿、牵引、针灸治疗。平时您也可以多做一些运动，比如颈部屈伸、耸肩、肩部回旋等。

聋人：|好||我|记住|

对话2 痛风

★情景描述

聋人小王膝关节肿痛。她约好手语译员一起到医院看病。

◎词汇与短语

请提前熟悉对话中的词汇与短语。

　　肿痛

　　刺痛

　　尿检

　　痛风

　　身体新陈代谢

　　产生嘌呤

　　尿酸浓度高

　　注意保暖

◎对话传译练习

请扫描二维码，根据视频内容练习为医生和聋人患者进行双向传译；也可三人一组进行角色扮演，一人为医生，一人为聋人患者，一人为译员。

📖 对话文稿

医生：您哪里不舒服？

聋人：|我|脚①|捏＞[左手拇指，表示足趾]|疼痛②|剧烈||时间-长|

医生：足趾最近有受伤吗？是什么类型的疼痛？是肿痛还是刺痛？

聋人：|损伤|没有②||但是②|阴-雨|疼痛②|折腾|

医生：您先做个血常规和尿检。

聋人：|好|

医生：您这是痛风。因为身体新陈代谢过程中会产生嘌呤，嘌呤最后会化为尿酸。正常情况下，尿酸可以保持平衡状态，但尿酸浓度高了，就容易引起痛风。

聋人：|原来如此||办公（一）++（询问表情）[怎么办]|

医生：我会给您开口服的药。您有药物过敏吗？

聋人：|药|过敏②|痒|没有②|

医生：平时生活也要注意调节，像海鲜、动物内脏这种高嘌呤的食物要少吃。要多喝水。

聋人：|还|注意①|什么（询问表情）|

医生：注意保暖，治疗期间不要干重活。

聋人：|好||谢谢|

对话3　肋间神经痛

★情景描述

聋人小王前胸刺痛。他约好手语译员一起到医院看病。

◎词汇与短语

请提前熟悉对话中的词汇与短语。

　　心脏病

　　打喷嚏

　　肋间神经痛

　　心绞痛

　　阵发性疼痛

　　持续性刺痛

　　原发性和继发性

　　胸椎损伤

◎对话传译练习

请扫描二维码,根据视频内容练习为医生和聋人患者进行双向传译;也可三人一组进行角色扮演,一人为医生,一人为聋人患者,一人为译员。

📖 对话文稿

聋人:|招呼||我|以前－几天[前些天]|指++>[心脏]|突然|刺痛||我|指>[心脏]|心－病[心脏病]|是(询问表情)|

医生:这还不能下定论。您具体是哪个部位疼痛呢?

聋人:|摸++>[疼痛处]|指>[左手五指,表示肋骨]||疼痛①|很①|

医生:咳嗽、深呼吸或打喷嚏时疼痛会加剧吗?

聋人:|有++||呼吸|咳嗽|指>[病]|相遇|呼吸|静止(一)||疼痛①|静止(一)|缓和❶|好|

医生:您这是肋间神经痛,并不是心绞痛。

聋人:|肋骨(一)－损伤(询问表情)||我|感觉(二)|指>[心脏]|心|指>[心脏]|疼痛①|是(疑问表情)|

医生:由于疼痛部位靠近心脏,这个病很容易与心绞痛混淆。

聋人:|是(询问表情)||是(恍然大悟表情)||指>[病]|心－绞痛|或者|肋骨(一)－间－神经－疼痛①|判断|怎么(二)(询问表情)|

医生:二者疼痛的部位和性质不一样。心绞痛主要是在胸骨后或者心前区,是闷痛或者压榨性的疼痛,多为阵发性,持续时间为几分钟到十几分钟不等。肋间神经痛一般是一根或者多根肋间支配区的经常性疼痛,多为持续性刺痛或者烧灼样疼痛,咳嗽、深呼吸可使疼痛加剧。

聋人:|原来如此||招呼||指>[疼痛处]|突然|病|哪－来(询问表情)|

医生:肋间神经痛可分为原发性和继发性,原发性肋间神经痛不常见,继发性肋间神经痛可能是由肋间神经受到胸椎退变、胸椎损伤等疾病产生的压迫和刺激，出现了炎性反应，继而出现的疼痛。

聋人：|好||指>[疼痛处]|疼痛①|缓解|怎么（询问表情）|

医生：如果是继发性肋间神经痛，那么应先明确原发病灶，针对病因治疗的同时采用对症治疗。

聋人：|好||知道||谢谢|

三、参考译文

对话1　颈椎病

请扫描二维码，观看参考译文。也可提出自己的译法。

聋人：医生，我这几天转头时会感到眩晕，甚至有点站不稳。

医生：|晕|多少-悠久[多久]||指>[病]|症状|以前|几-天|不久-开始||是（询问表情）|

聋人：有时候几分钟，有时候几秒钟，眩晕的感觉就消失了。这个症状之前没有过。

医生：|回首[转头]|时候||另外|不舒服|有（询问表情）|

聋人：嗯，转头的时候感觉颈椎在动，脖子有点酸痛。

医生：|您|平时|工作②|坐-悠久[久坐]|是（询问表情）|

聋人：嗯，上班期间我基本都要坐着。

医生：|X光科（一）-文件①（二）[X线结果]|浏览||您|是|颈椎-病|

聋人：颈椎病啊？这不是老年人才得的病吗？

医生：|颈椎-病|指>[病]|年龄-成长++[各年龄段]|都|可能②|发生||它|颈椎-间-退①-变化[颈椎间盘退行性变]||指>[脖子]-骨-质量-增加-生育①[颈椎骨质增生]||指>[脖子]-损伤|导致|病||平常|和|全身-姿态-

否定［不良身体姿态］||情绪－紧张||环境－湿||外－损伤|等等|联系［有关］|

聋人：您的意思是，长期伏案工作的人容易得颈椎病。

医生：|是|||睡觉－姿态－否定［不良睡姿］||躺－遥控（一）［躺着玩手机］|指>［情况］|容易|导致|颈椎－病|

聋人：好吧，我该怎么办？

医生：|您|情况|严重|不是||您|可以|脖子－推拿［颈椎推拿］||脖子－绑架（二）［向上移动，表示牵引］||针灸|治疗||可以|少|锻炼❷||比如|脖子－昂首++［屈伸］||肩－耸肩||肩－回旋|等等|

聋人：好的，我记住了。

对话2　痛风

请扫描二维码，观看参考译文。也可提出自己的译法。

医生：|您|全身|不舒服|哪里（询问表情）|

聋人：我足趾很疼，疼了很长时间了。

医生：|以前－不久［最近］|脚①|捏>［左手拇指，表示足趾］|扭伤|有（询问表情）||疼痛②|样子（询问表情）||是|浮肿－疼痛②［胀痛］||刺－疼痛②|哪（询问表情）|

聋人：没受伤，但是一到阴雨天就疼得受不了。

医生：|您|首先|去|抽血（一）|血常规|还++|尿－检查|

聋人：好的。

医生：|您|这|是|疼痛②－风||全身|新陈代谢|清除++|产生|P-L［嘌呤］||这|P-L［嘌呤］|最后|变化|尿－酸||一般|情况||这|尿－酸|可以|保持（二）|平衡||但是②|尿－酸|浓－程度|超||会|导致|疼痛②－风|

聋人：原来是这样。那该怎么办？

医生：|给>［对方］|写－文件①（二）［开药］|指>［药］|服药++|||您|以前|药|过敏②|有（询问表情）|

聋人：没有药物过敏。

医生：|平时|生活|注意①|周转［调节］||像|海－新鲜［海鲜］||动物－器官［内脏］|指>［食物］|高|P-L［嘌呤］|东西②|吃－小［少吃］||水①|喝++|多|

聋人：还有什么要注意的吗？

医生：|注意①|保暖||治疗|期间|重❶－劳动［干重活］|不许|

聋人：好的，谢谢您。

对话3　肋间神经痛

请扫描二维码，观看参考译文。也可提出自己的译法。

聋人：大夫，前些天我靠近心脏的地方突然像针刺一样疼，我是不是得了心脏病啊？

医生：|指>［病］|决定|不能❷||您|细|指++>［心脏及周围］|疼痛①|哪（询问表情）|

聋人：就这里，沿着这一根肋骨，非常疼。

医生：|咳嗽|或者|吸|或者|喷嚏|时候||疼痛①|很①|有（询问表情）|

聋人：会的。每次发作时，我都不敢呼吸，直到疼痛消失。

医生：|指>［病］|是|肋骨（一）－间－神经－疼痛①||心－绞痛|不是|

聋人：肋骨吗？怎么感觉是心脏部位的疼痛呢？

医生：|肋骨间|疼痛①|心|近||指>［病］|病|容易|误会|心－绞痛|

聋人：确实。那该怎么判断是心绞痛还是肋间神经痛呢？

医生：|指>［左手食指］>［左手中指］|疼痛①|位置❷>［心脏上下］|

还｜性质｜不一样｜｜心－绞痛｜主要｜胸－关节－内［胸骨后］｜或者｜心－前②［心前］｜｜憋闷－疼痛①｜或者｜榨汁（一）－疼痛①｜｜多｜绞－等－绞－等［阵发性］｜｜继续［持续］｜指＞［左手腕，表示时间］｜几分钟｜到｜十－几分钟｜｜肋骨（一）－间－神经－疼痛①｜一般｜捏＞［左手中指，表示一根肋骨］｜或者｜捏＞［左手食指、中指、无名指，表示多根肋骨］－间++｜经常｜疼痛①｜｜多｜继续［持续］－刺痛｜或者｜燃烧＞［心］－感觉（二）－疼痛①［烧灼样疼痛］｜｜咳嗽｜｜呼吸｜导致｜疼痛①｜增加｜很①｜

聋人：原来如此，我为什么会突然得这个病呢？

医生：｜肋骨（一）－间－神经－疼痛①｜分｜2｜｜指＞［左手食指］｜发源地（一）－发扬－性质［原发性］｜｜指＞［左手中指］｜继续－发扬－性质［继发性］｜｜发源地（一）－发扬－性质－肋骨（一）－疼痛①［原发性肋间神经痛］｜看①－少［不常见］｜｜｜继续－发扬－性质－肋骨（一）－疼痛①［继发性肋间神经痛］｜可能②｜是｜胸－脊椎（二）｜退②－变化｜｜胸－脊椎（二）｜破++｜等等｜病｜产生｜压++｜｜刺激｜｜产生｜发炎－性－反应（一）｜｜导致｜疼痛①｜

聋人：好吧，那怎么缓解疼痛呢？

医生：｜如果｜是｜继续－发扬－性质－肋骨（一）－疼痛①［继发性肋间神经痛］｜｜首先｜找｜病－根源（二）［原发病灶］｜｜指＞［病灶］｜针对［对症］｜治疗｜

聋人：好的，知道了，谢谢您。

四、疼痛科常用语句双语对照

请将以下诊疗时常用语句译为手语，然后扫描二维码，对照参考译文。也可提出自己的译法。

1. 偏头痛发作严重时常伴有恶心、腹胀、多汗等症状。

|偏－头－疼痛①｜发生［发作］｜严－重❶｜常－伴侣［常伴］｜恶心｜｜腹－胀｜｜汗++｜等等｜症状｜

2. 脊髓型颈椎病会导致脊髓受压，出现手脚无力、走路不稳等症状。

|脊髓－颈椎（一）－病｜会｜导致｜损伤｜｜发生［出现］｜手－脚①－无力｜｜站［左右摆动］｜等等｜症状｜

3. 类风湿性关节炎最常累及的是小关节，如近端指间关节、掌指关节、腕关节、跖趾关节等，同时也可能会累及肘关节、肩关节和膝关节等，一般是呈对称性病变。

|等等－风湿－性－关节炎［类风湿性关节炎］｜连续［累及］｜影响｜最①｜是｜小－关节｜｜像｜指>［指间关节］｜｜指>［掌指关节］｜｜指>［腕关节］｜｜脚②－指>［跖趾关节］｜等等｜｜一样－连续［同时累及］｜影响｜指>［肘关节］｜｜指>［肩关节］｜｜膝盖－指>［膝关节］｜等等｜｜一般｜是｜左－右－对称－性－病－变化｜

4. 建议您做一下头颈部CT，看看具体情况。

｜建议｜您｜头－脖子｜做｜CT｜｜看①++｜具体（一）｜情况｜

5. 长期喝啤酒、吃海鲜，很容易导致痛风性关节炎的复发。

｜喝｜啤酒｜｜吃｜海－新鲜［海鲜］｜时间－长｜｜指>［习惯］｜容易｜导致｜疼痛①－风－性－关节炎｜反复－发生［复发］｜

6. 长时间对着电脑，长时间保持同一种姿势，都有可能导致颈椎病。

｜计算机（一）［左］｜时间－长｜全身［右］｜姿态｜刹车②［保持不动］｜时间－长｜指>［左］>［右］｜都｜可能②｜会｜导致｜颈椎－病｜

7. 封闭疗法是利用麻醉药物，配合类固醇药物注射到疼痛部位，来消除炎症、解除疼痛的一种治疗方法。

｜封闭－治疗｜指＞［疗法］｜用｜麻醉－药－物质②｜｜搭配｜类－固定－醇－药－物质②｜指＞［胳膊］｜疼痛②｜｜发炎｜注射｜缓和❶｜清除［解除］｜｜指＞［疗法］｜治疗｜办法［方法］｜

8. 敷贴疗法是将药物调成糊状，敷于体表的特定部位，它能有效改善疼痛部位的气血循环，促进炎症吸收，缓解疼痛。

｜粘贴＞［胳膊］－治疗｜指＞［疗法］｜药++｜调剂－变化［调成］｜黏［糊状］｜｜取－膏药（二）++＞［胳膊］｜｜指＞［疗法］｜优点｜气－血②－循环＞［胳膊］｜｜药++｜吸收++＞［胳膊］｜｜疼痛①｜缓和❶｜

9. 治疗骨性关节炎可以口服营养软骨的药物，必要的时候可以在关节腔内注射药物。

｜骨－性－关节炎｜治疗｜指＞［疗法］｜营养－软②－骨－药－物质②｜服药｜可以｜｜针对｜需要①｜时候｜可以｜关节｜注射＞［关节］｜

10. 风湿病患者不要长期待在潮湿、阴冷的环境下，注意保暖。

｜风湿｜患者｜指＞［环境］｜湿［双手转一圈］｜｜阴－冷｜转［环境］｜在｜时间－长｜不｜｜注意①｜保暖｜

第十五章 肿瘤科

一、译前准备

肿瘤科与内科、外科、妇产科、儿科一样，是临床医学的二级学科，可分为肿瘤内科、肿瘤放射治疗科和肿瘤外科等。肿瘤内科主要从事各种良、恶性肿瘤的内科治疗；肿瘤放射治疗科主要从事肿瘤的放射治疗；肿瘤外科提供以手术为主的综合治疗。肿瘤科常见疾病包括乳腺癌、肺癌、肝癌、胃癌、结肠癌、直肠癌、食管癌、胰腺癌、鼻咽癌、膀胱癌、宫颈癌、前列腺癌、卵巢癌、肾癌、甲状腺癌、淋巴瘤、白血病、子宫内膜癌、黑色素瘤和骨肉瘤等。

肿瘤科疾病的诊断需要病理结果，因此，手语译员需要对肿瘤科检查有一定了解。常规检查包括：①入院常规检查，如血常规、尿常规、粪常规、生化检查、凝血功能检查、心电图等；②肿瘤标志物检查，如癌胚抗原、甲胎蛋白等检查；③影像学检查，如X线、CT、MRI、B超、PET-CT等；④内镜检查及活检取病理，如食管镜、胃镜、结肠镜、支气管镜等检查；⑤病理学检查；⑥细胞学检查、活组织检查。

这里详细介绍肿瘤科的一项重要检查——超声造影检查。超声造影又称声学造影，在对肝、肾、子宫、乳腺等器官的临床应用中，对肿瘤的检出和定性诊断有着重要的意义。造影当天一般要禁食、禁水，但不同造影的检查要求可能不一样。例如，做下消化道造影、静脉肾盂造影时，一般会建议患者提前一天清洁肠道；做血管造影时，一般会建议患者禁食、禁水最少4小时以上。特殊造影还有相应的检查要求，如做子宫输卵管造影时，一般会建议女性在月经结束一周以后再做。因此,做造影检查前,建议手语译员与检查科室提前预约,详细咨询注意事项,并通知患者做好相关准备。

二、实用对话传译

对话1 肺癌

★情景描述

聋人老章咳嗽了两个月,痰中带血。他约好手语译员一起到医院看病。

◎词汇与短语

请提前熟悉对话中的词汇与短语。

痰中带血

病理结果

早期没有特殊症状

病因比较复杂

建议尽快手术

没有传染性

◎对话传译练习

请扫描二维码,根据视频内容练习为医生和聋人患者进行双向传译;也可三人一组进行角色扮演,一人为医生,一人为聋人患者,一人为译员。

📖 对话文稿

聋人:|招呼||我|咳嗽|一直||痰|没有②||偶尔①|痰||指＞[痰]|血②|

医生：您平时有抽烟的习惯吗？

聋人：|有|

医生：多少年了？

聋人：|快|40-年|

医生：您咳出的痰中带血啊，为什么不早点上医院检查呢？

聋人：|我|觉悟［觉得］|咳嗽|频繁||喉|破|血②|

医生：这可大意不得，您需要做个详细的检查。

聋人：|好||知道|

医生：根据病理结果，您患了肺癌。

聋人：|肺-癌（震惊表情）||为什么［怎么］|会|突然（疑问表情）|肺-癌||我|咳嗽|少［有点］|

医生：肺癌在早期并没有什么特殊症状，一般表现为咳嗽、痰中带血、低热、胸痛、气闷等，很容易被忽略。幸好您及时做了检查，要是耽误了病情就不好了。

聋人：|我|不信|肺-癌|

医生：肺癌的病因比较复杂，像吸烟和各种环境因素都有可能引起。您现在的病情尚处于早期，建议尽快手术。

聋人：|我|指>［家人］|亲戚-人［家人］|说||肺-癌|会|传染❶（询问表情）||万一①|我|亲戚［家人］|接收［被感染］|肺-癌|怎么办|

医生：这个您不用担心，肺癌没有传染性。

聋人：|好||谢谢|

对话2　胃癌

★情景描述

聋人小侯食欲不振，上腹部不适。他约好手语译员一起到医院看病。

◎词汇与短语

请提前熟悉对话中的词汇与短语。

　　绞痛

　　胀痛

　　没有规律性

　　食欲不振

　　上腹疼痛

　　慢性胃炎

　　地域环境

　　饮食习惯

　　化疗

　　手术切除

◎对话传译练习

请扫描二维码，根据视频内容练习为医生和聋人患者进行双向传译；也可三人一组进行角色扮演，一人为医生，一人为聋人患者，一人为译员。

📖 对话文稿

聋人：｜招呼｜｜我｜最近｜全身｜坏［不好］｜｜吃［双手交替］｜觉
　　　悟－无所谓②［无欲望］｜｜指＞［胃］｜胀＋＋｜｜不舒服＋＋｜

医生：腹部会疼吗？

聋人：｜疼痛①｜少＋＋［有点］｜

医生：那是什么样的疼痛呢？是绞痛吗？有规律性吗？

聋人：｜绞痛｜禁止①＋＋［不是］｜｜像｜胀－疼痛①｜｜疼痛①｜好不好
　　　［有时，表示没有规律］｜

医生：您的情况我基本了解了，但还需要您做个详细检查，才能确定病情。

聋人：｜好｜

医生：结合病理检查结果，您患了胃癌，不过是早期的，积极治疗的话康复的可能性很大。

聋人：|我|胃－癌|是（询问表情）|

医生：胃癌早期多无症状，部分患者可有食欲不振、消化不良、上腹疼痛等轻微症状。当临床症状明显时，病变已属晚期。

聋人：|我|以前|慢①－性－胃－发炎|有||指＞［病］|情况|衰落［由好到坏］|变化［变成］|胃－癌|是（询问表情）|

医生：现在还不确定。胃癌的病变是一个多因素、多步骤、多阶段的发展过程。它可能与地域环境、饮食习惯及胃部其他病变等有关。

聋人：|指＞［病］|胃－癌|怎么（二）|治疗（询问表情）||别人（一）|告诉＞［己方］|胃－癌|化疗（一）|要||我|一样|要|是（询问表情）|

医生：化疗并不适用于所有癌症。您这属于胃癌早期，一般以手术切除为主，不主张化疗。您尽快与家人取得联系，尽早接受治疗。

聋人：|好|

对话3　乳腺癌

★情景描述

聋人小辛乳房有肿块。她约好手语译员一起到医院看病。

◎词汇与短语

请提前熟悉对话中的词汇与短语。

乳房有肿块

乳头有液体流出来

乳腺超声检查

乳腺癌早期

存活率

原发肿瘤小于2cm

可以采取手术、化学治疗或放射治疗

◎对话传译练习

请扫描二维码，根据视频内容练习为医生和聋人患者进行双向传译；也可三人一组进行角色扮演，一人为医生，一人为聋人患者，一人为译员。

📖 对话文稿

聋人：｜招呼｜好｜｜1-2周｜以前｜我｜发现❶｜我｜乳房｜指＞［乳房］｜有｜浮肿｜｜指＞［肿块］｜很②｜硬｜

医生：有疼痛感吗？

聋人：｜没有②｜

医生：您自行检查乳房的时候，有没有发现其他异常情况？

聋人：｜有｜是｜有｜是｜｜乳房｜指＞［乳房］｜指＞［拇指，表示乳头］｜黏++［向下，表示流出］｜指＞［乳头］｜｜乳罩｜里面｜展示（一）｜指＞［乳罩］｜颜色｜豆①＞［左手，表示印迹］｜指＞［印迹］｜咖啡－颜色｜

医生：您先做个乳腺超声检查，之后可能还需要做病理检查。

聋人：｜好｜

医生：结合病理检查结果，您这是乳腺癌早期的表现。

聋人：｜我｜癌｜乳房－癌（震惊表情）｜｜为什么－会（询问表情）［怎么会］｜｜癌｜哪－来（询问表情）｜

医生：乳腺癌的病因尚未明确，可能与遗传和环境因素相关。

聋人：｜我｜怎么办｜｜我｜年轻｜｜没事（疑问表情）｜

医生：您先别着急，乳腺癌患者的十年平均存活率达60%。越早治疗，康复希望就越大。

聋人：｜我｜意思｜是｜可以｜治疗｜恢复｜完全❷｜是（询问表情）｜

医生：完全正确。您的原发肿瘤小于2cm，可以采取手术、化学治疗或放射治疗等方式来治疗，但具体采用哪种方式还需要进一步确认。请您及时联系家人。

聋人：| 好 | | 知道 |

三、参考译文

对话1　肺癌

请扫描二维码，观看参考译文。也可提出自己的译法。

聋人：医生，我近来一直咳嗽，没有痰。偶尔咳出一点儿痰的时候，痰里会带血。

医生：| 您 | 平时 | 吸烟 | 习惯 | 有（询问表情）|

聋人：有。

医生：| 几年［五指指尖朝前，向上移动］|

聋人：快40年了。

医生：| 您 | 痰 | 指＞［痰］| 血② | 有 | | 您 | 早上②［尽早］| 去＞［己方］| 医院（一）| 检查 | 不 | | 为什么（询问表情）|

聋人：我以为是咳嗽太频繁，把嗓子咳破了才出的血。

医生：| 您 | 重要－无所谓②［大意］| 不行❷ | | 需要① | 做 | 仔细 | 检查 |

聋人：好的，知道了。

医生：| 根据 | 病－理论 | 结果 | | 您 | 肺－癌 |

聋人：肺癌？！怎么会这么突然？我只是有点咳嗽啊！

医生：| 肺－癌 | 早上①－期间［早期］| 症状 | 看①－明显②［动作轻，表示不明显］| | | 一般 | 有 | 咳嗽 | | 痰－血② | | 低－发烧 | | 胸－疼痛① | | 呼吸－憋闷［气闷］| 等等 | | 忽视 | 容易 | |

幸亏｜您｜快［及时］｜去＞［己方］｜检查｜｜如果｜拖拉［拖延］｜您｜病－情况｜不幸｜

聋人：我还是不相信自己会得肺癌。

医生：｜肺－癌｜病－原因（二）｜比较｜复杂｜｜像｜吸烟｜｜并列++［各种］－转［环境］｜等等｜可能②｜会｜导致｜｜您｜现在｜病－情况｜是｜早上②－期间［早期］｜｜建议｜立刻［尽快］｜手术｜

聋人：嗯，我需要跟家人说一下。对了，这个病会传染吗？万一我的家人也患病了怎么办？

医生：｜您｜担心｜不｜｜肺－癌｜传染❶｜会－不［不会］｜

聋人：好的，谢谢您。

对话2　胃癌

请扫描二维码，观看参考译文。也可提出自己的译法。

聋人：大夫，我最近状态不是很好，总是食欲不振，胃部胀胀的，不舒服。

医生：｜腹｜疼痛①（询问表情）｜

聋人：有点疼。

医生：｜您｜疼痛①｜样子（询问表情）｜｜绞痛（询问表情）｜｜规律｜有（询问表情）｜

聋人：不是绞痛，好像是胀痛。疼痛没有规律性。

医生：｜您｜根据｜情况｜我｜知道｜｜您｜需要①｜去｜仔细｜检查｜｜最后｜决定［确定］｜

聋人：好的。

医生：｜病－理论｜检查｜结果｜对照｜浏览｜｜您｜胃－癌｜｜幸亏｜指＞［病］｜早上②－期间［早期］｜｜治疗++｜身体｜恢复｜希望｜大｜

聋人：怎么会是胃癌呢？

医生：｜胃－癌｜早上②－期间［早期］｜辽阔［多数］｜观察室（一）｜

病｜明显②［动作轻，表示不明显］｜｜小｜辽阔［动作小，表示少数］｜吃－不听话［食欲不振］｜｜消化－坏［消化不良］｜｜上腹－疼痛①｜等等｜稍微｜症状｜观察室（一）｜证据②｜发现❷［明显］｜｜病－恶化［病变］｜计算［算］｜晚到（一）－期间［晚期］｜

聋人：我之前有慢性胃炎，是不是情况恶化了才变成胃癌的啊？

医生：｜现在｜决定－不［不确定］｜｜胃－癌｜恶化｜发展｜过程｜因素－多｜｜步骤－多｜｜阶段①－多｜｜像－可以［可能］｜和｜转［环境］｜｜吃－习惯｜｜胃－病｜好－性－恶化［病变］｜有－关系｜

聋人：那胃癌该怎么治疗呢？我听说得了癌症要化疗，我是不是也要化疗啊？

医生：｜癌++［左］｜化疗［右］｜指＞［右］｜段++［百分之百］｜解决［左］｜不是｜｜指＞［病］｜胃－癌｜早上②－期间［早期］｜｜一般｜手术｜主要（一）｜｜建议｜化疗｜不｜｜您｜快［尽早］｜家属｜联系｜｜接受｜治疗｜

聋人：嗯，好的。

对话3　乳腺癌

请扫描二维码，观看参考译文。也可提出自己的译法。

聋人：医生，两周前我发现乳房有肿块，很硬。

医生：｜疼痛①｜感觉（二）｜有（询问表情）｜

聋人：没有。

医生：｜您｜乳房｜自己－检查｜时候｜｜情况｜发现❶｜异常｜有（询问表情）｜

聋人：有。乳头有时候会有液体流出来，内衣上还会有咖色印迹。

医生：｜您｜首先｜做｜乳房－腺｜超－声音－检查｜｜完了｜可能②｜再｜做｜病－理论｜检查｜

聋人：好的。

医生：|对照|病－理论|检查|结果||您|是|乳房－腺－癌|早上②－期间［早期］|

聋人：乳腺癌？怎么会得乳腺癌呢？

医生：|乳房－腺－癌|病－原因（二）|不－清楚||可能②|和|遗传||转［环境］|有－关系|

聋人：那我该怎么办？我还这么年轻，不会有事吧？

医生：|您|首先|着急|不||乳房－腺－癌|活|十年|平均|分数❷－100［左手下］－60［左手上］||早上②－治疗||恢复|希望|大|

聋人：就是说我还是有机会恢复健康的，对吗？

医生：|包❶［完全］|榜样［正确］||您|发源地（一）－浮肿－豆①［原发肿瘤］|2-cm|低［右手掌心向下移动，表示以下］||治疗|办法|多||可以|手术||化疗||放疗－治疗|等等||挑选|哪|等|我们|研究|决定||您|快［及时］|联系|家－人|

聋人：好的，我知道了。

四、肿瘤科常用语句双语对照

请将以下诊疗时常用语句译为手语，然后扫描二维码，对照参考译文。也可提出自己的译法。

1. 诊断癌症需要结合病史、体格检查及各项辅助检查进行综合判断。
|诊断|癌|需要①|对照［结合］|病史||全身－检查|还|项目（一）|助理［辅助］－检查|综合|判断|

2. 根据肿瘤细胞正常生长调节功能、自主或相对自主生长能力、脱离致瘤环境后继续生长特征的存在与否，肿瘤分为良性、恶性两大类。

|浮肿［肿瘤］-细胞|发展［生长］|看①||指＞［左手中指］|正常|发展［生长］|功能||指＞［左手无名指］|自己|发展［生长］|能力||指＞［左手小指］|浮肿-环境［致瘤环境］|脱离|死亡-活||根据|指＞［绕左手中指、无名指、小指转一圈］|分|好［良］-性||恶劣①-性|

3. 长期接触放射性物质或化学物质，或者感染某些病毒就有可能使正常细胞转变为癌细胞。

|辐射-物质①-性质|或者|化学-物质①-性质|接触|悠久|或者|一些②|病毒|感染❶|可能②|导致|细胞|正常|改变［转变］|癌|

4. 治疗方法一般为手术治疗、化学治疗和放射治疗，以及靶向治疗和免疫治疗。

|治疗|方法|普通［一般］|指＞［左手拇指］|手术-治疗||指＞［左手食指］|化学-治疗||指＞［左手中指］|放疗-治疗||指＞［左手无名指］|目标［靶向］-治疗||指＞［左手小指］|免疫-治疗|

5. 在放射治疗期间，人的抵抗力相对比较差，体质比较弱，需要注意休养。

|放疗-治疗|期间||人|全身|抵抗-力|不行❷||体质|弱||需要①|注意①|休养|

6. 中医药治疗可改善人体的免疫力。

|中医-药-治疗|可以|改善＞［左手伸拇指、小指，表示人体］|免疫力|

7. 因为任何癌症都有复发的可能性,所以患者要注意定期复诊。

|癌|辽阔[多数]|反复-发生[复发]|可能②|会||要|注意①|日期-定|再-检查[复查]|

8. 靶向药物具有其他部位摄取较少、用量少、疗效高、毒副作用小等优势,可以提高诊断的准确性和疗效。

|目标[靶向]-药++|优点[优势]|吸收++>[左手食指]|少||药-数量|小||治疗-有效②(二)[疗效]|高||病毒(二)-伤害|小|等等||诊断|标准-性[左]|治疗-有效②(二)[疗效][右]|指>[左]>[右]|可以|提升[提高]|

9. 治疗癌症晚期的患者需采取营养疗法和鼓励疗法,这样才有可能提高患者的生存质量。

|癌|晚到(一)-期间[晚期]|患者|要|用|营养-治疗-法①||鼓励-治疗-法①||指>[疗法]|可以|提升[提高]|患者|活[生存]|质量|

10. 家属需要给予患者充分的鼓励和安慰,让患者明白大家会和他一起努力对抗病魔。

|家属[右]|患者[左]|指>[右]|需要①|鼓励||安慰(二)|多||指>[左]|看①>[右]|明白|团结①|努力|病-魔鬼|抵抗|

第十六章　精神科

一、译前准备

精神科是治疗以行为、心理活动上的紊乱为主的神经系统疾病的科室。精神科涉及的疾病是指包括生物因素、心理因素、社会环境在内的各种因素导致的大脑功能失调，出现以感知觉、思维等认知活动障碍为主的一类疾病，如阿尔茨海默病、精神分裂症、焦虑症、情绪障碍、应激相关障碍、人格障碍和性心理障碍等。

精神科医生通过了解患者的病史，给患者做躯体检查、精神检查和辅助检查等做出诊断。诊断主要是通过医生与患者或家属沟通开展的。在确定病情后，医生会以药物为主、心理疏导为辅的方式进行治疗。通常诊疗有两大阶段：初诊和复诊。初诊时，医生会询问患者的症状，比如会不会头疼，是否觉得人生无意义，是否有轻生或伤害他人的想法等；复诊则侧重询问患者吃了药是否有效果，服药后是否出现不良反应等，以便及时调整治疗方式。

有部分患者对精神科和心理科不是很了解，在身体出现异样时不清楚应该前往哪个科室接受治疗。精神科医生面对的患者通常是其意识已经基本脱离了社会环境，活在个人世界当中，其症状严重影响了日常生活，需要通过药物和心理疏导进行治疗的个体。而心理医生面对的患者是在经历一些挫折后，无法自己走出负面情绪而产生心理疾病，需要通过心理调理达到治疗的目的的个体。因此，患者应对自身病情有一定认知，手语译员也应充分了解患者的病情，这样才便于寻求专业的医疗帮助，利于治疗。

二、实用对话传译

对话1　强迫症

★情景描述

聋人小林出现了强迫性的行为。她约好手语译员一起到医院看病。

◎词汇与短语

请提前熟悉对话中的词汇与短语。

　　身体其他变化

　　变得敏感

　　注意力集中

　　很难集中精力

　　神经症

　　强迫性的行为

　　抗焦虑

　　转移注意力

◎对话传译练习

请扫描二维码，根据视频内容练习为医生和聋人患者进行双向传译；也可三人一组进行角色扮演，一人为医生，一人为聋人患者，一人为译员。

📖 对话文稿

聋人：|招呼|医生||我|行动-反复［反复做事］|屡次||比如|家-出-提前①［出门前］|我|真①++|检查++|什么||门|窗|又|检查|完了||又|电灯++|我|再|检查++||气-关煤

气｜等等｜我｜再｜检查++｜屡次｜｜感觉｜以前－不久［最近］｜想｜诅咒①（二）［不好的预兆］｜会++｜｜睡觉｜折腾｜不安｜

医生：除此之外，您还察觉到自己身体有其他变化吗？

聋人：｜我｜别人（一）｜跟随［相处］｜聊天儿｜｜看①｜句子｜重复｜说｜重复｜说｜重复｜说｜｜现在｜我｜感觉（二）－冥思苦想［敏感］｜｜别人（一）｜跟随［相处］｜明显②｜不喜欢++｜｜我｜感觉（二）｜他｜神仙（一）－诽谤＞［左手，表示背后议论］｜有｜

医生：是否有注意力集中方面的困难呢？

聋人：｜头｜专心（一）｜工作②｜不能❷++｜｜每天｜顾虑－烦闷（一）［焦虑］｜剧烈｜

医生：好的，根据您的描述，初步判断您是患了强迫症。

聋人：｜指＞［病］｜强迫②－病｜算了（一）｜病++（询问表情）｜

医生：嗯，强迫性神经症是一种神经症。就是对于强迫性的行为，自己主观上是抵抗的，不情愿的，甚至在努力地驱散，但控制不住。

聋人：｜我｜办公（一）++（询问表情）［怎么办］｜｜我｜想｜恢复｜以前｜生活｜好｜

医生：您放心，我们会尽全力治疗。我先给您开点抗焦虑的药物，您记得按时服用。

聋人：｜好｜｜我｜治疗｜搭配｜服从｜接受｜

医生：除此之外，当出现强迫性思考时，您可以做自己感兴趣的事情来转移注意力。

聋人：｜我｜知道｜｜谢谢｜

对话2　抑郁症

★情景描述

聋人小许长期情绪低落。她约好手语译员一起到医院看病。

◎词汇与短语

请提前熟悉对话中的词汇与短语。

  昏昏沉沉、无精打采

  嗜睡症

  情绪上有什么变化

  情绪低落

  有过轻生的想法

  心理状态量表

  中度抑郁症

  思维迟缓

  主动性缺乏

  心理治疗和药物治疗

  制订治疗方案

◎对话传译练习

请扫描二维码，根据视频内容练习为医生和聋人患者进行双向传译；也可三人一组进行角色扮演，一人为医生，一人为聋人患者，一人为译员。

📖 对话文稿

聋人：｜不久－接近［最近］｜期间｜我｜睡觉｜｜平时｜晕｜指＞［头］－沉重｜｜精神－无所谓②［无精打采］｜｜嗜睡－病｜是不是（询问表情）｜

医生：还有其他症状吗？

聋人：｜不知道①｜是不是｜睡觉｜多｜｜记忆－坏［不好］｜｜记忆－不行❷++｜｜黏＞［头，表示头脑反应迟缓］｜

医生：情绪上有什么变化吗？

聋人：｜最近－两年｜期间｜心｜低［低落］｜｜悲痛｜｜失望｜｜想｜可

以－可能② | 工作② | 负担 | 很① |

医生：您之前有过轻生的想法吗？

聋人：| 以前 | 体会 | 有 |

医生：根据您心理状态量表的结果，您有中度抑郁症。

聋人：| 抑郁症（惊讶表情）| | 指＞[病] | 病++（询问表情）|

医生：是的，抑郁症是一种常见的精神疾病，主要表现为情绪低落、兴趣减少、思维迟缓、主动性缺乏等。严重者可出现自杀念头。

聋人：| 指＞[头] | 难怪（二）| 事情② | 什么 | 指＞[事情] | 我 | 没兴趣++ | | 问 | 抑郁症 | 哪－来 | 怎么（二）（询问表情）|

医生：抑郁症的病因及发病机制较为复杂，目前尚未完全明确，可能与遗传、社会、心理、环境等因素有关。很多神经系统疾病也可伴发抑郁状态。明确具体病因还需要做进一步检查。

聋人：| 治疗 | 怎么（二）（询问表情）|

医生：抑郁症的治疗主要为心理治疗和药物治疗。我们会根据您的病情为您制订治疗方案，您自己也要放松心情，我们共同努力。

聋人：| 谢谢 |

对话3　焦虑症

★情景描述

聋人小姜总是心悸，睡眠不佳。她约好手语译员一起到医院看病。

◎词汇与短语

请提前熟悉对话中的词汇与短语。

　　心神不宁

　　眩晕、心悸

　　有种莫名的窒息感

　　睡得不安稳，总做噩梦

便秘

焦虑症

心理、社会、应激因素

学会肯定自己

◎对话传译练习

请扫描二维码,根据视频内容练习为医生和聋人患者进行双向传译;也可三人一组进行角色扮演,一人为医生,一人为聋人患者,一人为译员。

📖 对话文稿

聋人:|以前-不久[最近]|我|心|顾虑|不舒服||感觉(二)|大-事情②|诅咒①(二)[不好的预兆]|会++||还|我|晕||心-紧张[心悸]||胸闷|呼吸-憋闷|呼吸-不能❷++|奇怪①|

医生:您的睡眠情况如何?

聋人:|我|现在|瞌睡|不能❷++||指>[病]|瞌睡|睡觉|不安||感觉(二)|鬼>[头,表示做噩梦]|有++||夜晚|突然|起身|担心|有++|

医生:饮食情况呢?

聋人:|我|胃|不行❷++||吃++-不听话++||指>[病]|便秘|我|不行❷++|

医生:您这种情况持续了多长时间?

聋人:|几个月|以前|有|

医生:您在担心或者害怕什么呢?

聋人:|具体(一)|忧愁(一)||我|指>[嘴]|不-清楚||自己|全身|自然|不安|

医生:您可能是患了焦虑症。

聋人：|顾虑-烦闷（一）-病［焦虑症］（询问表情）||指＞［病］|什么|导致|

医生：焦虑症的发生可能与心理、社会、应激因素及个性特征有密切关系，也会因生活中出现的事件而反复发作。具体病因还需进一步确认。

聋人：|好||病|怎么（二）（询问表情）|

医生：治疗以心理治疗为主，我再给您开点抗焦虑的药物。

聋人：|好||我|还|做|什么|怎么（二）（询问表情）|

医生：当您情绪紧张时，不妨深呼吸，这样有助于舒缓压力，消除焦虑与紧张。您也要学会肯定自己，放松心情，保持充足的睡眠。

聋人：|谢谢|

三、参考译文

对话1　强迫症

请扫描二维码，观看参考译文。也可提出自己的译法。

聋人：医生，我总是反复做某些事情，比如出门前必须再三检查门窗、电灯开关、煤气等，而且经常觉得会有不好的事情发生，睡觉也睡不好。

医生：|指＞［病］|除外||您|感觉（一）|自己|全身|另外|变化|有（询问表情）|

聋人：我和别人相处的时候，总是毫无原因地重复相同的话。现在我变得特别敏感，不喜欢和人接触，总觉得别人在背后议论自己。

医生：|头|专心（一）|不能❷|是（询问表情）|

聋人：嗯，很难集中精力做事。每天都很焦虑。

医生：|根据|您|手语-情况［描述］||初++|决定［判断］|您|是|强迫②-病|

聋人：强迫症也算是一种病吗？

医生：|强迫②-神经-病|是|1-种子（一）|神经-病||指>[病]|强迫②-行为||自己|感觉（二）-想[主观]|拒绝||不愿意||想|清除++||但是②|自己|头|把持|不能❷|

聋人：那我该怎么办？我想回到以前的生活。

医生：|您|放心||我们|尽力|治疗|会++||我|首先|给>[对方]|文件①（二）-写[开药]|给>[对方]|指>[药]|是|抵抗-顾虑-烦闷（一）[抗焦虑]|药||您|记住|执行（一）[按时]|服药|

聋人：好的，我会积极配合治疗的。

医生：|除外||产生|强迫②|思考|有||可以|做|自己|兴趣|强迫②>[头]|目标>[头]>[左手食指]|兴趣|

聋人：嗯，我知道了，谢谢您。

对话2　抑郁症

请扫描二维码，观看参考译文。也可提出自己的译法。

聋人：最近一段时间我总想睡觉，平时昏昏沉沉、无精打采。我是不是得了嗜睡症啊？

医生：|症状|指>[其他]|还++（询问表情）|

聋人：不知道是不是因为睡太多了，感觉记忆力不太好，总记不住事，反应也慢。

医生：|情绪|山②++[起伏]|有（询问表情）|

聋人：近两年我总是情绪低落，甚至悲观、绝望。我想可能是因为工作压力太大吧。

医生：|您|以前|轻生|想|有（询问表情）|

聋人：嗯，之前有过。

医生：|根据|您|心理|状态|表格|文件①（二）[结果]||您|抑郁症|程度|是|中间|

聋人：抑郁症？这是一种病吗？

医生：｜是｜｜抑郁症｜指＞［病］｜精神－病｜常常－看①［常见］｜｜主要（一）｜表现②（一）｜情绪－低［低落］｜｜兴趣－逐渐①［减少］｜｜思维－黏＞［头，表示头脑反应迟缓］｜｜主动－无所谓②｜等等｜严－重❶｜自杀｜感觉（二）｜有＋＋｜

聋人：哦，难怪我这段时间对什么事情都提不起兴趣。请问，我为什么会得抑郁症呢？

医生：｜抑郁症｜指＞［病］｜病－原因（二）｜｜病－过程｜复杂｜｜目前｜清楚｜完全❷｜没有①｜｜可能②｜遗传｜｜心理｜社会①｜｜转［环境］｜等等｜联系［有关］｜｜神经－系统－病｜多｜导致｜抑郁｜｜病－原因（二）｜还＋＋｜深入｜检查｜

聋人：哦，那要怎么治疗呢？

医生：｜抑郁症｜治疗｜主要（一）｜2｜｜指＞［左手食指］｜心理－治疗｜｜指＞［左手中指］｜吃药－治疗｜｜我们｜会｜根据｜您｜病－情况｜研究－决定｜治疗－方案｜｜您｜心｜涣散［放松］｜需要①｜｜您－我｜团结｜力｜

聋人：好的，谢谢您！

对话3　焦虑症

请扫描二维码，观看参考译文。也可提出自己的译法。

聋人：最近一段时间我总是心神不宁，觉得会有大事发生，有时候还会眩晕、心悸，有种莫名的窒息感。

医生：｜您｜睡觉｜情况｜好不好（询问表情）｜

聋人：我现在很难入睡，睡着了也睡得不安稳，总做噩梦，半夜还会惊醒。

医生：｜喝－吃｜情况（询问表情）｜

聋人：我的胃口不大好，吃不下饭，还经常便秘。

医生：｜指＞［病］｜症状｜悠久－多少（询问表情）［多长时间］｜

聋人：从几个月前就开始了。

医生：｜您｜忧愁（一）｜或者｜害怕｜什么（询问表情）｜

聋人：具体担心什么，我也讲不清楚，就是会不自觉地感到不安。

医生：｜您｜指＞［病］｜可能②｜是｜顾虑－烦闷（一）－病［焦虑症］｜

聋人：焦虑症？这是怎么引起的呢？

医生：｜顾虑－烦闷（一）－病［焦虑症］｜发生｜指＞［病］｜可能②｜是｜心理｜｜社会①｜｜刺激｜因素｜｜人－全身－特征｜有－关系｜｜还++｜生活｜发生｜事情②｜导致｜反复｜发生｜｜内｜具体（一）｜病｜再｜解释｜

聋人：嗯。怎么治疗呢？

医生：｜治疗｜主要（一）｜是｜心理－治疗｜｜我｜再｜写－文件①（二）［开药］｜给＞［对方］｜抵抗－顾虑－烦闷（一）［抗焦虑］｜药｜

聋人：好的，我还需要做什么呢？

医生：｜您｜顾虑｜紧张｜有｜｜您｜呼气－吸气－呼气［深呼吸］｜｜指＞［深呼吸］｜可以｜辅助＞［己方］｜减少｜压－力｜｜顾虑－烦闷（一）｜｜紧张｜缓解｜｜您｜要｜强｜｜心｜涣散++［放松］｜｜保证｜睡觉｜充足++｜

聋人：嗯，谢谢您。

四、精神科常用语句双语对照

请将以下诊疗时常用语句译为手语，然后扫描二维码，对照参考译文。也可提出自己的译法。

1. 患者可以采取神经肌肉渐进性放松训练来缓解焦虑。

｜患者｜用｜神经－肌肉－逐渐①－性－涣散++－训练［神经肌肉渐进性放松训练］｜指＞［头］｜顾虑－烦闷（一）［焦虑］｜缓解｜可以｜

2. 持续性情绪低落、忧郁、悲观是抑郁症的典型症状。

|连续－性|情绪|消极［双手］||烦闷（一）［忧郁］||悲观||指++>［症状］|是|抑郁症|症状|典型（一）|

3. 严重焦虑的主要表现是思虑过多且长期找不到解决办法，致使精神异常。

|严重|顾虑－烦闷（一）［焦虑］|主要|是|顾虑|多||悠久－期间［长期］|解决++|办法|不能❷||精神|改变［致使］|异常|

4. 服用这种药物要谨遵医嘱。

|吃－药|真①－要|遵守（一）|医嘱|

5. 医生有必要与患者建立良好的医患关系，并给予鼓励，来改变患者的某些行为。

|医生［右］|患者［左］|彼此|关系|好|要||医生［右］|多|鼓励>［病人］||患者［左］|行为|改变++|

6. 定期复诊，监测治疗效果，这样有助于有效控制病情。

|日期－定|反复－治疗［复诊］||监视［右手转一圈］|治疗－结果||帮助|指>［病情］|病－情况|控制|有效②（二）|有|

7. 患者需要如实将自己的症状告诉主治医生，不要隐瞒病情。

|患者|全身|病－情况|老实|告诉>［医生］|主要（一）－治疗－医生||保密［隐瞒］|不|

8. 建议患者进行自我心态调整，合理安排作息时间，适量参与文娱活动。

|建议|患者|自己|心|调整（一）|好||做－休息－时间|安排|合适①++［合理］||参加|文－玩②－活动|数量－合适①|

9. 饮食不当容易影响深度睡眠，如喝啤酒、浓茶、咖啡等。

｜吃－喝｜胡说①［双手交替，表示不当］｜会｜影响｜深－睡觉［深度睡眠］｜｜比如｜啤酒｜｜茶－浓｜｜咖啡｜等等｜

10. 多吃些富含维生素 B 的食物，有利于保持心情舒畅。

｜吃｜东西②｜内｜有｜维生素-B｜多｜吃｜｜优点［有利于］｜保持｜心｜舒畅｜

第十七章 辅助科室

一、译前准备

辅助科室主要是辅助临床科室开展医疗工作,即做各项检查的科室。例如,检验科,以及呼吸科的肺功能检查室,影像科的 X 光室、CT 室、磁共振检查室、B 超室、心电图室,等等。

随着年龄的增长,人体会出现一些隐匿的疾病,这些疾病在早期不容易被察觉,发展到后期会比较严重。在体检过程中,医生可及时发现疾病隐匿的症状,便于人们在早期治愈疾病。这不仅减轻了家庭负担,还可以达到更好的治疗效果。以肿瘤为例,如果发生肿瘤晚期多部位转移,患者生存率会大大降低,但如果是原位癌,患者接受早期治疗后,生存率会大大提高。由此可见,每年定期体检是十分重要的。

为保证检查结果的准确性,患者在检查前需要做好相应准备。各项检查的要求各有不同,如消化道钡餐、胃肠镜检查、血糖检查和肝功能检查等要求空腹;尿常规、腹部 B 超和前列腺 B 超等要求大量喝水且憋尿。值得注意的是,空腹检查通常要求清晨空腹,一般指前一天晚饭后至少 8 个小时没有任何热量的摄取。空腹时间并非越长越好,空腹超过 16 个小时的患者由于处于饥饿状态过久,其体内的血清蛋白补体 C3、转铁蛋白、葡萄糖等含量会下降,而血清胆红素、尿酸等含量有可能升高。因此,手语译员应该对各类检查有所了解,为聋人提供相关信息。

二、实用对话传译

对话1　产科超声检查

★情景描述

聋人小李要做产检。她约好手语译员一起到医院看病。

◎词汇与短语

请提前熟悉对话中的词汇与短语。

宫底高度

胎心率

B超

胎儿的基本生长参数

羊水深度

胎盘厚度

发育状态

禁止非医学需要的胎儿性别鉴定

定期产检

◎对话传译练习

请扫描二维码，根据视频内容练习为医生和聋人患者进行双向传译；也可三人一组进行角色扮演，一人为医生，一人为聋人患者，一人为译员。

📖 对话文稿

聋人：|招呼|好|

医生：您好，您已经怀孕29周了，您需要做包括血压、宫底高度、体重、腹围、胎心率、血常规、尿常规等这些基础项目的检查。等第 30 周的时候，您还需要做 B 超检查。

聋人：｜时间｜短｜又｜检查｜为什么（询问表情）｜

医生：怀孕第 30 周做 B 超检查，主要是检查胎儿的基本生长参数、羊水深度、胎盘厚度等情况。

聋人：｜我｜想｜问｜｜指>[检查]｜B 超｜文件①（二）[单子]｜有｜多｜英语｜短++[缩写]｜｜写｜什么｜我｜看①｜明白－无所谓②[不懂]｜

医生：这个您不用担心。这些数据主要是医生用来评判胎儿发育状态的。

聋人：｜好｜｜常常｜做｜B 超｜对待｜身体｜有－没有①｜伤害>[己方]（询问表情）｜

医生：B 超对宝宝没有任何影响，这个您不用担心。

聋人：｜好｜｜B 超｜指>[B 超]｜检查｜可以｜看①－透明（一）[看出]｜婴儿｜男－女（询问表情）｜

医生：通过 B 超鉴定胎儿是男还是女并不准确，而且我国明文规定，禁止非医学需要的胎儿性别鉴定。其实生男生女都一样，我们都应该一样对待。

聋人：｜好｜｜我｜应该｜注意①｜什么（询问表情）｜

医生：您只需要定期做好产检，饮食注意营养均衡。同时保持乐观心态，这样更有利于宝宝的发育。

聋人：｜好｜｜知道｜｜谢谢｜

对话2　胃镜检查

★情景描述

聋人小魏胃病加重。他约好手语译员一起到医院看病。

◎词汇与短语

请提前熟悉对话中的词汇与短语。

反酸

烧心

吃东西咽不下去

胃镜检查

咽部局部麻醉

减少疼痛感

低血糖

麻药没有完全代谢

◎对话传译练习

请扫描二维码，根据视频内容练习为医生和聋人患者进行双向传译；也可三人一组进行角色扮演，一人为医生，一人为聋人患者，一人为译员。

📖 对话文稿

聋人：｜招呼++｜｜我｜以前｜胃｜不舒服｜｜吃药｜缓和❶｜完全❷｜｜但是②｜现在｜吃药｜完全❷｜不行❷++｜｜恶心－酸［反酸］｜｜恶心－燃烧［烧心］｜｜吃［双手交替］｜不行❷｜｜摸＞［胃］｜指＞［胃］｜疼痛①｜有｜｜还｜呕吐｜好不好［有时］｜有｜

医生：您需要先做个胃镜检查。

聋人：｜好｜｜我｜胃镜－检查｜准备｜什么（询问表情）｜

医生：您在检查前需要禁食8小时。您之前是否有心肺方面相关的疾病呢？

聋人：｜没有②｜

医生：这一个星期有没有吃过什么药？

聋人：｜没有②｜｜最近｜吃药｜没有②｜｜招呼｜｜我｜胃｜指＞［胃］｜疼痛①｜很①｜｜胃镜－检查｜增加｜疼痛①｜会（询问表情）｜

医生：您不用担心，我们会对您进行咽部局部麻醉，这样可以减少疼痛感，也可以减少咽部反应。

聋人：｜检查｜完了｜以后｜吃［双手交替］｜可以（询问表情）｜｜我｜饿｜容易｜｜害怕｜血糖－低｜

医生：一般检查完 2 小时后您就可以吃点流质或半流质食物了，比如肉末稀饭、馄饨、面条这种容易消化的食物。

聋人：｜好｜｜还｜注意①｜什么（询问表情）｜

医生：做完胃镜以后，因为麻药还没有完全代谢，24 小时内是不能开车的，不管什么车都不可以。

聋人：｜好｜｜我｜记住｜｜谢谢｜

对话3　胸部X线检查

★情景描述

聋人老齐胸部疼痛，头晕乏力。他约好手语译员一起到医院看病。

◎词汇与短语

请提前熟悉对话中的词汇与短语。

　　针刺样疼痛

　　一阵一阵的痛

　　胸部 X 线检查，也称"胸片"

　　利用 X 线的生物效应

　　胸部疾病筛查

　　肺炎

　　支气管炎

　　肺结核

◎对话传译练习

请扫描二维码,根据视频内容练习为医生和聋人患者进行双向传译;也可三人一组进行角色扮演,一人为医生,一人为聋人患者,一人为译员。

📖 对话文稿

聋人:|胸|我|疼痛①|有||吸气++[呼吸]|时候|疼痛①|有||开始|时候|重要-无所谓②[不在意]||以后[后来]|疼痛①|逐渐①|

医生:那是什么样的疼痛?是针刺样疼痛、绞痛,还是其他类型的疼痛?

聋人:|重①-物质②|搬运|时候||我|感觉(一)|指>[东西]|什么|东西②|刺痛|

医生:是持续的痛还是一阵一阵的痛?

聋人:|连续|疼痛①||休息|时候|疼痛①|少||工作②++|时候|疼痛①|更①|

医生:最近吃过什么药吗?

聋人:|没有②||我|本-来|打算|克服①++|通过❶[过去]||吃药|没有②|

医生:您先做个胸部X线检查。

聋人:|为什么|要|检查(询问表情)|

医生:胸部X线检查,也称"胸片",是利用X线的生物效应对人体胸部进行照射并成像的一种检查方式。

聋人:|为什么|要|做(询问表情)|

医生:X线检查可用于胸部疾病的筛查,如肺炎、支气管炎、肺结核等疾病,可以帮助诊断并开展治疗。

聋人:|明白||谢谢|

三、参考译文

对话1 产科超声检查

请扫描二维码,观看参考译文。也可提出自己的译法。

聋人:医生,您好!

医生:|您|怀孕|29-周||您|需要①|做|包括①|血压||子宫(二)-高-程度||体-重❶||腹-腹围||胚胎-心率||血常规||尿常规|等等|检查||第30周||您|再|去>[己方]|做|B超|检查|

聋人:为什么间隔这么近又要做检查呢?

医生:|怀孕|30-周|做|B超||主要|是|检查|胚胎|人生观(二)[生长]-参考(一)-数||羊-水①-深-程度||胎盘②-厚-程度|等等|情况|

聋人:哦。我还想问一下,B超单上有很多英文缩写,我不知道都是什么意思。

医生:|这|您|忧愁(一)|不||指>[检查]|数据|是|医生|判断|胚胎|发育|状态|

聋人:好的。经常做B超有没有什么副作用呢?

医生:|B超|检查|婴儿|影响|没有②||您|放心|

聋人:那B超结果能看出宝宝是男还是女吗?

医生:|B超|结果|分析|胚胎|男-女|榜样[准确]|不行❷||不是|医生|专门(一)|胚胎|男-女|分析||中国|规定❷(一)|不许||出生[左]|男||出生[右]|女|指>[左]>[右]|平等|

聋人:好的。我应该注意什么?

医生：|您|做|好|定-日期|生育②-检查［产检］||注意①|吃|营养|平衡||心-状态|愉快|保持||给＞［婴儿］|婴儿|健康|发展|好|

聋人：好的，知道了，谢谢您。

对话2　胃镜检查

请扫描二维码，观看参考译文。也可提出自己的译法。

聋人：医生，我以前胃不舒服，吃点药就好了，但这次吃了药也不见好。我现在反酸、烧心，吃东西咽不下去，胃部会痛，有时候还会呕吐。

医生：|您|要|去|胃镜-检查|

聋人：好。请问做胃镜需要做哪些准备呢？

医生：|您|检查|提前①［之前］|必须|8小时|吃-禁止①［禁食］||您|心-肺|病|以前|有（询问表情）|

聋人：没有。

医生：|这--周|期间|吃药|有（询问表情）||药|什么（询问表情）|

聋人：没有，最近没吃药。对了，医生，我本来胃疼就比较严重，再做胃镜会不会受不了呀？

医生：|忧愁（一）|不||我们|会|做|摸＞［脖子］|段＞［脖子，指局部］|麻醉（一）||可以|疼痛①|缓解||还|可以|摸＞［脖子］|反应（一）|缓解|

聋人：检查后我可以吃东西吗？我比较容易饿，怕低血糖。

医生：|一般（二）|检查|完了|2小时|以后|您|可以|吃|小|流行-质量［流质］|或者|半-流行-质量［半流质］|食物||比如|肉-沙子-粥［肉末稀饭］||馄饨||面条②|指＞［食物］|磨|消化|容易|

聋人：好的。我还有什么需要注意的吗？

医生：|胃镜－检查|完了|以后||麻药|缓和❶|完全❷|没有②||
24小时|内|开车|不许||不管|开车||摩托车|都|不许|

聋人：好的，记住了，谢谢。

对话3　胸部X线检查

请扫描二维码，观看参考译文。也可提出自己的译法。

聋人：医生，最近我胸部这儿疼，呼吸的时候也很疼。刚开始没在意，后来疼得越来越厉害了。

医生：|疼痛①|样子（询问表情）||刺痛||绞痛||还|另外|等等［类型］|疼痛①（询问表情）|

聋人：抬重物的时候，感觉里面有什么东西顶着疼。

医生：|连续|疼痛①|还－是|好不好［有时］|疼痛①（询问表情）|

聋人：持续的疼，休息的时候有一点儿疼，工作的时候疼得比较厉害。

医生：|接近++［最近］|吃－药|什么（询问表情）|

聋人：没有。我原本打算克服一下就过去了，就没吃药。

医生：|您|首先|做|胸－X光科（一）－检查［胸部X线检查］|看①++|

聋人：胸部X线检查是什么？

医生：|胸－X光科（一）－检查［胸部X线检查］|指＞［检查］|姓名［名字］|胸－文件①（二）［胸片］||是|利用②|生物②－效果［效应］|对待|人|全身|成像|照相|检查|办法|

聋人：为什么要做这个检查呢？

医生：|胸－X光科－检查［胸部X线检查］|专门（一）|胸－病－段＞［胸部］|可以|检查||比如|肺炎||支气管炎||肺结核|等等||可以|帮助|诊断|治疗|可以|

聋人：懂了，谢谢您。

四、辅助科室常用语句双语对照

请将以下诊疗时常用语句译为手语,然后扫描二维码,对照参考译文。也可提出自己的译法。

1.CT 在发现病变和确定病变位置、大小、数目方面是较敏感而可靠的,但对病理性质的诊断有一定的限制。

｜CT｜发现❶｜病－变化｜｜决定［确定］｜病－变化｜位置［左］＞［右］｜｜大－小｜｜数量［数目］｜方－表面［方面］｜比较｜敏锐①（一）－感觉（一）［敏感］｜｜比较｜榜样［可靠］｜｜指＞［诊断］｜病－理论－性质｜诊断｜限制｜一样｜有｜

2.胃胀、反酸、有烧灼感,这些可能是反流性胃炎的表现,建议您最好做一下胃镜检查。

｜胃－胀｜｜胃－恶心－酸［反酸］｜｜燃烧［胃,表示烧灼感］｜｜这－－些①（二）［这些］｜可能②｜反常（一）－流行［从胃部向上移动］－性－胃－发炎［反流性胃炎］｜表现①｜｜建议｜您｜最②－好｜做｜胃镜－化验－检查｜

3.您需要先做病理检查,根据检查结果医生再进行诊治。

｜您｜首先｜病－理论－检查｜完了｜｜结果｜给＞［己方］｜医生｜看①－浏览｜再｜治疗｜

4.腹部超声检查主要检查腹腔内实质脏器的病变,如肝脏、肾、脾脏、子宫附件等。

｜段＞［腹部］－B超（二）｜检查｜重要++｜段＞［腹部］｜器官＞［腹部］｜病－变化｜｜肝｜｜肾｜｜脾｜｜子宫－指＞［子宫,转一圈,表示附件］｜等等｜

5. 您先做尿常规检查，医生会结合您的症状表现和检查结果给出医嘱。

｜您｜首先｜尿常规检查｜｜您｜表现①｜｜结果－传真（二）［检查结果］｜对照｜医生｜浏览｜会｜建议｜

6. 为了明确诊断，建议您做头颈部CT和颈动脉彩超检查。

｜诊断｜明确｜需要①｜｜建议｜您｜做｜头－脖子－CT｜脖子－动脉－B超（二）＞［颈部］｜检查｜

7. 这种情况可能是心脏病引起的，您需要做超声心动图、动态心电图检查。

｜这｜情况｜可能②｜心脏－病｜导致｜｜您｜需要①｜做｜心－B超（二）＞［心脏］｜｜动态－心电图｜检查｜

8. 扁桃体发炎患者需要做咽部检查和血常规检查。

｜扁桃体｜发炎｜需要①｜做｜摸＞［咽部］－检查｜｜血常规检查｜

9. 原发性高血压患者一般要监测血压和体重，还要做血常规、尿常规、X线、心电图等检查。

｜原来（一）－发源地（一）－性－高血压［原发性高血压］｜一般｜监视［右手转一圈］｜血压｜｜体－重❶｜｜还｜要｜做｜血常规｜｜尿常规｜｜放射科（一）｜｜心电图｜等等｜检查｜

10. 出现了尿频、尿急、尿痛等症状的话，可以考虑及时到医院做尿常规和膀胱彩超检查。

｜尿－频繁｜｜尿－着急｜｜尿－疼痛①｜等等｜症状｜发生｜有｜｜可以｜考虑｜立刻［及时］｜到｜医院（一）｜做｜尿常规｜｜膀胱－B超（二）＞［膀胱］－检查｜

参考文献

[1] PÖCHHACKER F. Introducing interpreting studies[M]. London: Routledge, 2022.

[2] MASON I. Role, Positioning and discourse in face-to-face interpreting[M]// Interpreting and translating in public service settings. London: Routledge, 2014: 52–73.

[3] SLEPTSOVA M, HOFER G, MORINA N, et al. The role of the health care interpreter in a clinical setting—A narrative review[J]. Journal of Community Health Nursing, 2014, 31(3): 167–184.

[4] BISCHOFF A, KURTH E, HENLEY A. Staying in the middle: A qualitative study of health care interpreters' perceptions of their work[J]. Interpreting, 2012, 14(1): 1–22.

[5] BUTOW P N, LOBB E, JEFFORD M, et al. A bridge between cultures: interpreters' perspectives of consultations with migrant oncology patients[J]. Supportive Care in Cancer, 2012, 20: 235–244.

[6] HSIEH E. "I am not a robot!" Interpreters' views of their roles in health care settings[J]. Qualitative health research, 2008, 18(10): 1367–1383.

[7] HSIEH E. Interpreters as co-diagnosticians: Overlapping roles and services between providers and interpreters[J]. Social science & medicine, 2007, 64(4): 924–937.

[8] LEANZA Y. Roles of community interpreters in pediatrics as seen by interpreters, physicians and researchers[J]. Interpreting, 2005, 7(2): 167–192.

［9］DAVIDSON B. Questions in cross-linguistic medical encounters: The role of the hospital interpreter[J]. Anthropological quarterly, 2001: 170-178.

［10］DAVIDSON B. The interpreter as institutional gatekeeper: The social-linguistic role of interpreters in Spanish - English medical discourse[J]. Journal of sociolinguistics, 2000, 4(3): 379-405.

［11］BARNETT S. Clinical and cultural issues in caring for deaf people[J]. Family Medicine, 1999, 31(1): 17-22.

［12］KAUFERT J M, KOOLAGE W W. Role conflict among "culture brokers": The experience of native Canadian medical interpreters[J]. Social Science & Medicine, 1984, 18(3): 283-286.

［13］肖晓燕,高昕,赵肖.中国大陆手语传译调查:现状、问题与前景[J].中国翻译,2018,39(6): 66-72.

［14］宋毅,占建波.新发传染病发热伴血小板减少综合征研究[J].公共卫生与预防医学,2016, 27(3): 28-31.

［15］邢星.国内外译员角色研究的进展与思考(1976—2014)——一项基于相关文献的计量分析[J].上海翻译,2015(3): 67-73.

［16］王学义.痛风性关节炎的影像学表现[J].医学信息:医学与计算机应用,2014(17): 1.

［17］苏伟.从"传声筒"到"医患关系的协调者"——一项针对医疗译员角色的实证研究[J].外语研究,2010(5): 84-88.

［18］李叶子.医院场合下手语译员多重角色研究[D].厦门大学,2021.

［19］陈灏珠.实用内科学[M].北京:人民卫生出版社,1997.

［20］方朝晖.中西医结合内分泌代谢疾病诊治学[M].北京:中国中医药出版社,2013.

［21］贾建平,陈生弟.神经病学[M].北京:人民卫生出版社,2013.

［22］李兰娟,任红.传染病学[M].北京:人民卫生出版社,2018.

［23］李立.简明妇产科学[M].北京:人民军医出版社,2008.

［24］李镁.临床穴位注射治疗法[M].北京:军事医学科学出版社,2003.

［25］卢海，金子兵．眼科学 [M]．北京：中国医药科技出版社，2016．

［26］陆再英，叶任高．内科学 [M]．北京：人民卫生出版社，2004．

［27］王宝玺．皮肤性病学 [M]．北京：人民卫生出版社，2014．

［28］王贤才．临床药物大典 [M]．青岛：青岛出版社，1994．

［29］吴在德，吴肇汉．外科学 [M]．北京：人民卫生出版社，2008．

［30］吴志华，史建强，陈秋霞．皮肤性病诊断与治疗 [M]．北京：科学出版社，2008．

［31］武广华，藏益秀，刘运祥．中国卫生管理辞典 [M]．北京：中国科学技术出版社，2001．

［32］徐新献，王志坦．中西医结合内科手册 [M]．成都：四川科学技术出版社，2014．

［33］徐云生，尤可．实用中西医结合内科手册 [M]．济南：济南出版社，1996．

［34］张学军．皮肤性病学 [M]．北京：人民卫生出版社，2013．

［35］张志愿．口腔科学 [M]．北京：人民卫生出版社，2018．

图书在版编目（CIP）数据

实用医疗手语传译教程 / 肖晓燕主编；刘可研副主编. -- 北京：华夏出版社有限公司，2025. -- ISBN 978-7-5222-0787-2

Ⅰ.R；H026.3

中国国家版本馆 CIP 数据核字第 2024WG0068 号

实用医疗手语传译教程

主　　编	肖晓燕
副 主 编	刘可研
审　　校	徐　聪　周　旋
策划编辑	王一博
责任编辑	张冬爽
特邀审校	许　婷
责任印制	顾瑞清

出版发行	华夏出版社有限公司
经　　销	新华书店
印　　装	河北宝昌佳彩印刷有限公司
版　　次	2025 年 10 月北京第 1 版　2025 年 10 月北京第 1 次印刷
开　　本	787×1092　1/16 开
印　　张	13.5
字　　数	205 千字
定　　价	69.00 元

华夏出版社有限公司　地址：北京市东直门外香河园北里 4 号　邮编：100028
网址：www.hxph.com.cn　电话：（010）64663331（转）

若发现本版图书有印装质量问题，请与我社营销中心联系调换。